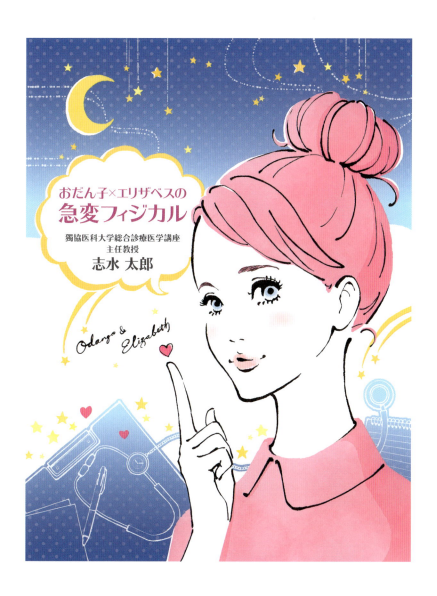

［著者略歴］

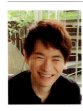

志水　太郎（しみず　たろう）
獨協医科大学総合診療医学講座　主任教授
2005年愛媛大卒。江東病院，市立堺病院で研修後，米国やカザフスタンなど数か国での診療・教育・研究活動を行う。国内では練馬光が丘病院総合診療科，東京城東病院総合内科の立ち上げを経て2016年より獨協医科大学で総合診療科を立ち上げる。2008年からフィジカル教育を含めた全国教育ツアーを開始する。院内はもちろん，院外では全国数十の大学や研修病院で医師や看護師対象に，その日からすぐ現場で応用できる実践的な指導を続けている。

おだん子×エリザベスの急変フィジカル
発　行　2018年5月15日　第1版第1刷Ⓒ
著　者　志水太郎
発行者　株式会社　医学書院
　　　　代表取締役　金原　俊
　　　　〒113-8719　東京都文京区本郷1-28-23
　　　　電話　03-3817-5600（社内案内）
印刷・製本　アイワード

本書の複製権・翻訳権・上映権・譲渡権・貸与権・公衆送信権（送信可能化権を含む）は株式会社医学書院が保有します．

ISBN978-4-260-03543-9

本書を無断で複製する行為（複写，スキャン，デジタルデータ化など）は，「私的使用のための複製」など著作権法上の限られた例外を除き禁じられています．大学，病院，診療所，企業などにおいて，業務上使用する目的（診療，研究活動を含む）で上記の行為を行うことは，その使用範囲が内部的であっても，私的使用には該当せず，違法です．また私的使用に該当する場合であっても，代行業者等の第三者に依頼して上記の行為を行うことは違法となります．

JCOPY　〈出版者著作権管理機構　委託出版物〉
本書の無断複製は著作権法上での例外を除き禁じられています．複製される場合は，そのつど事前に，出版者著作権管理機構（電話 03-3513-6969，FAX 03-3513-6979，info@jcopy.or.jp）の許諾を得てください．

はじめに

　はじめまして，志水太郎と申します。僕はこれまで日々の診療のほかに後輩の教育にも積極的に関わってきました。そんな中，あるときから看護師さんとも一緒に勉強会を行うようになりました。看護師さんたちとの交流からわかったことは，看護師は医師とは違う視点で患者さんを診ているということでした。たとえば医師は診断をするけれど，看護師は「診断」よりは「判断」，という部分などもそうかもしれません。

　看護師さんと勉強会をするときは急性期の内容を行うことが多いです。その中でよく思うのは，看護師には医師のように検査を行わないぶんアナムネ（病歴）やフィジカルアセスメントが特に大切だということです。このことを踏まえ，これまでの勉強会で得られた看護師さんたちの学びのニーズに応えるように"現場ですぐ使える""わかりやすい"フィジカルアセスメントについて書いたのが本書です。もともとは「週刊医学界新聞看護版」（医学書院）の連載だったのですが，嬉しいことに好評をいただき，このたび書籍として出版させていただけることになりました。

　この本の特徴は，現場でよく遭遇しやすい急変の場面で使える実用的なフィジカルが，臨場感あふれる症例の中で紹介されていることです。各章は1話完結型なので，勤務中のちょっとした休み時間などに1章ずつお読みいただくこともできます。また，各章には「キラキラフィジカル」というまとめと，「急変ポイント」という項目で，学ぶべきポイントが分かりやすくまとまっています。新人ナースはもちろん，経験のあるリーダーナースにもきっとお役に立

てると思います。

　さらに，主な登場人物の新人ナースのおだん子ちゃんの成長もサイドストーリー的にお楽しみいただけると思います。もう1人の主人公，ベテランナースのエリザベス先輩とのやり取りや，最後にはアッと驚く展開も待っています。お楽しみに！

　本書でもう1つ力を入れたのは装丁やイラストです。おだん子の世界観をビジュアル化するにはこの方しかいない！と思い，以前より個人的に大ファンだった蛯原あきら先生にぜひ！とお願いしました。とても幸運なことに，ご依頼をお受けいただくことができました。蛯原先生は僕の予想をさらに超え，見事なまでにおだん子とエリザベスのキャラクターと世界観を綺麗に描いて下さいました。心より感謝申し上げます。蛯原先生のイラストは，他紙でもお世話になっている人気イラストレーターのつぼいひろき先生の御助力なくしては実現しませんでした。重ねて感謝申し上げます。

　最後に，連載当時から看護監修として元看護師の観点からのアドバイスで支えてくれた，今では絵本作家の妻に感謝します。いつもありがとう。

　この本が，明日からの皆さんのキラキラのケアに活きることを願っています。

2018年4月
志水太郎

もくじ

はじめに ……… 003
登場人物紹介 ……… 007

第1章　フィジカルの基本を押さえよう

第1夜　ドクターコール，その前に（呼吸数）……… 010
第2夜　危険な6つの胸痛（血圧）……… 017
第3夜　気になる「生あくび」（脈拍／心拍）……… 023

第2章　ショックを見分ける

第4夜　末梢で見きわめる ……… 030
第5夜　肺音で見きわめる ……… 036
第6夜　ジトッとした汗にはご用心 ……… 043

第3章　フィジカルの「A」「B」「C」

第7夜　A（Airway）の3秒フィジカル ……… 050
第8夜　B（Breathing）の3秒フィジカル ……… 057
第9夜　C（Circulation）の3秒フィジカル ……… 063

第4章 ショックの予兆を察知する

- 第10夜 顔色の変化に要注意 ……… 072
- 第11夜 家族からの「何かおかしい」 ……… 079
- 第12夜 「だるい」は危険 ……… 085
- 第13夜 基礎疾患が隠すもの ……… 091

第5章 急変にあわてない！フィジカルの極意

- 第14夜 息を吐けない病気 ……… 098
- 第15夜 真実は末梢に宿る ……… 105

さくいん ……… 112

付録 ひと目でわかる！ キラキラフィジカル総まとめ

イラストレーション………蛯原あきら
ブックデザイン………加藤愛子（オフィスキントン）

登場人物紹介

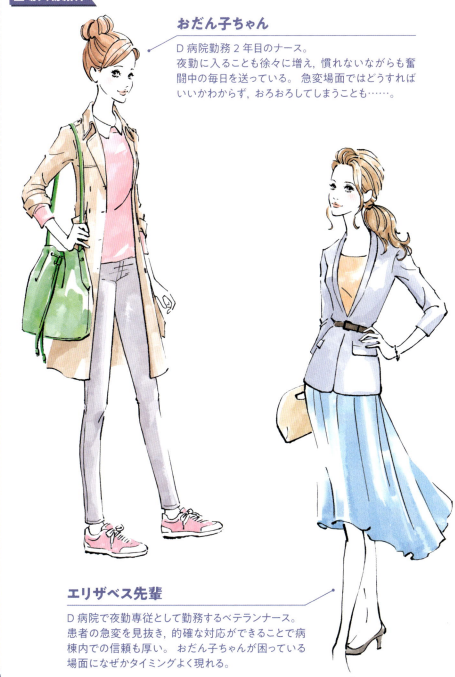

おだん子ちゃん
D病院勤務2年目のナース。夜勤に入ることも徐々に増え，慣れないながらも奮闘中の毎日を送っている。急変場面ではどうすればいいかわからず，おろおろしてしまうことも……。

エリザベス先輩
D病院で夜勤専従として勤務するベテランナース。患者の急変を見抜き，的確な対応ができることで病棟内での信頼も厚い。おだん子ちゃんが困っている場面になぜかタイミングよく現れる。

第 1 章

フィジカルの基本を押さえよう

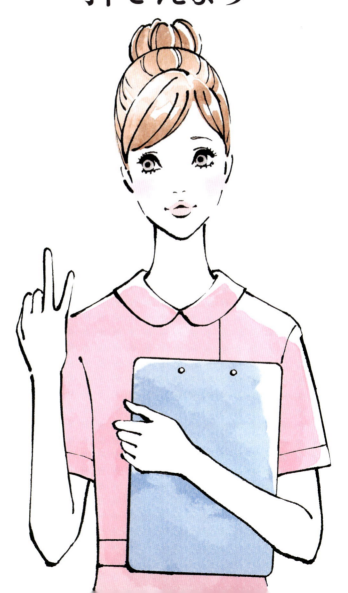

第1夜 ドクターコール，その前に（呼吸数）

D病院8階の混合病棟，時刻は夜10時——。今日の夜勤は，2年目ナースのおだん子ちゃんです。ラウンドの最中，女性患者が苦しそうにしているのを発見しました。患者は赤垣さん（仮名），68歳。卵巣がん（術後）の既往がある方です。大腿骨頸部骨折に対する骨頭置換術後の入院で，ちょうど今日，離床したところ。経過は順調だったはずなのに……！

なんだか息が苦しいんです……ハァハァ……

だ，大丈夫ですか？（ど，どうしよう）

急にこんな場面に出くわしたら，オロオロしたくもなりますよね。でもこういうときこそ基本に戻って，まずは病歴の把握が大切です。夜間急変といっても入院している患者さんですから，カルテを見ればすぐに患者情報はわかります（施設によっては，見回りにカルテを携帯するところもあると聞きます）。まず，目の前で急変している患者さんを見つけたときに押さえておきたいのは，次の4つのポイントです。

「ドクターコール"前"に押さえておきたいポイント」

⓪まずは人（助手，上級者がベター）を呼ぶ
①既往歴などの患者さんの背景情報は？

010

②入院理由は何か？
③現在の治療（内服薬含む）とその経過は？

　一瞬でマズいとわかる急変なら，「自分一人でなんとかしよう」と無理せずに⓪周囲の人に助けを求めるのがよいでしょう。
　その上で，ドクターコールを念頭に置いて，①〜③の情報を確かめましょう。これらは，コールを受けた医師が「急がなければならない状態か，また原因（診断）が何か」を突き止めるための手掛かりの中でも最重要情報になります（入院患者のことをあまりよく知らない"非常勤のドクター"が当直している場合ではさらに重要です！）。ドクターから聞かれたとき，サッと答えられるようにしておきたい情報とも言えるでしょう。

　さて，前置きはここまで。ケースに戻りましょう。今回の赤垣さん，息が苦しそうにしていますね。「呼吸困難」の状態です。ここで先に挙げた3つのポイントに沿って，振り返りましょう。患者の赤垣さんは①卵巣がん術後（半年前）で，②大腿骨頸部骨折の手術後で，今日から離床を始めたところでした。なお，本文中にない追加情報ですが，③特に薬は飲んでいない，ようです。
　手術後に臥床していて，離床した当日に急な呼吸困難を訴えている——。「離床直後」「呼吸困難」という点から，経験豊かな看護師さんであれば，下肢静脈の血栓が肺血管に詰まった「肺塞栓症」などを考えたくなるかもしれません。しかも，半年前にがんの既往があるならなおさら。がんの既往は深部静脈血栓のリスクも高めますからね。肺塞栓症の可能性がより高まるでしょう。それでは，おだん子ちゃんはこの後どう対応するのでしょうか。経過を追ってみましょう。

（とりあえず，ベッドに腰かけて起座位になってもらって，と）。それで，ここからどうすれば……あ，エリザベス先輩！

あら，どうなさって？

赤垣さんが胸を押さえて，息苦しそうに呼吸していて……

呼吸数はどのくらいですの？

へっ？

　おだん子ちゃんの前に現れたのは，D病院で"夜勤専従ナース"として働くエリザベス先輩でした。
　先輩は呼吸困難の患者さんであることを聞くと，一番に「呼吸数」を確認しました。患者の状態を把握する上では，病歴とともに，このような「フィジカルアセスメント」で得られる情報もとても重要です。身近なものを挙げれば，視診による"見た目"でわかる情報がそうですよね。つらそうなのか，悶えているのか，落ち着いて笑顔を作れるぐらいなのかといった表情。これも立派なフィジカルアセスメントになります。さらにもう一歩踏み込むと，患者の身体に積極的に触れる触診，打診，聴診などで得られる情報が挙げられます。
　こうしたフィジカルアセスメントは，器械や人手の有無に制限されず，どんな環境だろうと現場の看護師の五感だけで得られるもの。患者さんの状態をサッと察知する有効な手段とも言えるのです（もちろん，急変発生時，危険度・緊急度が高い状況なら，看護師が優先すべきこ

第1章 フィジカルの基本を押さえよう

とは他にもあるのも事実ですが)。

　さて,今回の「呼吸困難」は,"ある臓器に特異的な症状"です。どこの臓器だかわかりますか？　そう,「肺」です。であれば,その部分によりフォーカスし,アセスメントしていくのがよいでしょう(逆に臓器が特定しづらいような症状,例えば「顔色が悪い」「言っていることがおかしい」といった訴えに対しては,身体のどこかワンポイントに絞って観察するより,全体的な外観を観察することが大切です)。だからエリザベス先輩も呼吸困難の患者を見て,「呼吸器(肺)に問題があるかもしれない」と察知し,まずは「呼吸数」をチェックしようと考えたわけですね。

 呼吸数を測るのであれば,ええっと時計が必要だから……

 いやねぇ,学生は卒業したでしょう？　呼吸数なんて一瞬で判断するものですってよ！

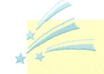

「**瞬間呼吸数チェック**」

① 1秒で「アイウエオ」を言えるようにする
② 1回の呼吸の間に何回アイウエオが入るかを数える
③ 60をその回数で割ると,それが呼吸回数

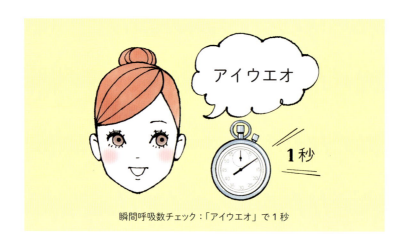

瞬間呼吸数チェック:「アイウエオ」で1秒

（アイウエオ，アイウエオ）……！ ［60÷2］だから30回くらいでしょうか？

そう，30回よ。

　エリザベス先輩の紹介した「瞬間呼吸数チェック」。この方法は，ざっくりと患者さんの状態像を把握するために有効な手段です。まず，呼吸数の基準値は，「15回程度/分」と言われています。ですから，赤垣さんの30回は非常に多く，何らかの異常があると判断できます。じゃあ呼吸数が21回/分や22回/分だったらって？　それなら，あまり大きな問題ではないかもしれません。実はここで強調したいのは，"呼吸数が30回を数えるくらい多かった"ということです。

　というのも，医師にとって，呼吸数は患者の状態をとらえる1つの情報源なのです。コールを受けたとき，もし看護師から「呼吸数は30回くらい」と言われたら，「呼吸状態がまずい！」と一瞬で判断できます。ちなみに30回以上なら原因もそれほど多くなく，危

険な状態に絞られます。緊急度が高く，かつ頻度が高いものに絞ると，①敗血症，②低酸素血症（肺塞栓や心不全），③疼痛でしょう。なお，不安感でも呼吸数は上がりますが，軽視することなく伝えましょう。医師が重篤な状況を想定できるように伝えるわけですから，呼吸数を報告すること自体に意味があるのです。

SpO_2 は84％。指を変えて測り直しても一緒なので，明らかに異常です！

ひどい低酸素ね。胸の音は……特にクラックル（ラ音）は聞こえないわ。肺の音がきれいだとすると……やっぱり"アレ"かしらね。とりあえず，すぐにドクターコールが必要よ。私が連絡するから，あなたは今のうちに酸素投与なさって！

はい！（先輩は聴診器まで……手際がすごい！）

エリザベス先輩はすぐに夜勤のドクターにコールしました。68歳のがん既往のある女性，大腿骨頸部骨折の手術離床後の急な呼吸困難と胸痛，呼吸数30回/分程度でSpO_2も低下。さらに聴診上は正常肺胞音であることから，「急性肺塞栓を疑っている」ことまで電話口で伝えました。当直の医師はすぐに駆けつけ，点滴，採血，心エコーを行い，エリザベス先輩のアセスメントどおり，急性肺塞栓症を疑って造影CTを施行。そのまま確定診断となり，治療が開始されました――。

今回のポイントは，「呼吸困難」を見たら呼吸数をチェックする

ということです。瞬間呼吸数チェックを紹介しましたが、この「見て、すぐ回数を判断する」ということを繰り返すと、自然と「30回以上か否か」を判別することはもちろん、大体の回数まで見た瞬間に把握できるようになるはずです。身につけることで、患者さんの状態像がよりクリアに見えてくると思いますよ。

現場では「時計を使って測るから時間がかかる」「SpO_2 で代用できる」と思われているのか、呼吸数は他のバイタルサインほど測定されていなかったり、記録されていなかったり、ということが見受けられます。しかし、SpO_2 が 98％ で呼吸数が 40 回/分だったら、大丈夫とは言えませんよね。呼吸数抜きの報告では、危険な状態を見落としかねません。呼吸数は大切なバイタルサインの一つです。脈拍や血圧と同じく、呼吸数も大事にしてあげてください。

ナースによるフィジカルアセスメントが治療やケアに資する点で重要なのは言うまでもありません。しかしそれ以上に、患者さんの発するささやかなサインに気付き、身体に触れることで安心と優しさを届けるという点で、実にナースらしい技術だと考えています。そんな"キラキラ"と光るフィジカルアセスメントの技を、これからおだん子ちゃんとともに学んでいきましょう！

おだん子のメモ

1月25日
- 呼吸困難を見たら、呼吸数も要チェック！
- エリザベス先輩はすごい。今後も先輩の技に注目していこうと思う。

第2夜　危険な6つの胸痛（血圧）

　D病院8階の混合病棟，時刻は夜10時——。今日の夜勤も，2年目ナースのおだん子ちゃんです。
　ラウンドを開始して間もなく，ある患者が胸を押さえて苦しんでいるところに遭遇しました。患者は石井さん（仮名）。72歳女性で，高血圧と糖尿病の既往がある方です。外来で血圧が高いことを指摘されると，「ここ2-3日，たまにドキドキすることがあった」と語り，精査のために入院したのが今日のこと。夕食のときは特に問題なさそうだったのに，今，なぜ……！

（胸を押さえて）……いっ，痛い……！

ど，どうしました!?　（……すごい冷や汗！　顔色も悪いし……）

　前回（第1夜）のように，まずは病歴をカルテで確認しましょう。①高血圧と糖尿病の既往を持つ72歳の女性が，②動悸を主訴に血圧のコントロール目的で入院。③入院したばかりなので普段の状態は明確ではありませんが，「夕食までは問題がなかったけれど，現段階では苦しがっている」という点から，患者さんの身に何か急な異常が起こっているのだと判断できます。
　痛みで胸を押さえているという点から，「胸痛」の問題であるととらえることができそうです。さらに，「高血圧」「糖尿病」の既往があると聞くと，「大血管系の危険な病気のリスクがあるのかも」となんとなく想像できるのではないでしょうか。血圧のコントロー

ルが良くないわけですから,「血管系のトラブルがいつ起こってもおかしくない」と想定し,危険な血管の異常が潜んでいる可能性が高いのでは?, と疑いたいところ。ここで,胸痛を引き起こす危険な疾患の代表的なものを再確認しておきましょう。

「危険な胸痛, 6人の殺し屋」

- 心臓 3 つ（急性冠症候群,大動脈解離,心タンポナーデ）
- 肺 2 つ（肺塞栓症,緊張性気胸）
- 消化器 1 つ（特発性食道破裂）

「危険」というのは,見逃すと人命にかかわるような,という意味です。英語では「6-killer chest pain」などと呼ばれ,急性期に特に警戒すべきものとされています。これらでなければひと安心なのですが,胸痛を訴える患者を発見した際には,「これらの病気らしいかどうか」を念頭に置いてアセスメントを進める必要があります。6つの疾患も,臓器別に 3 ⇒ 2 ⇒ 1 となっていて覚えやすいでしょう？

さて,今回の胸痛を訴えている患者さん,まさか6つの疾患のどれかに当てはまる症状なのでしょうか。

ど,どうしよう！（オロオロ）

アナタ。この方,血圧のことでご入院なさったの？ それで血圧は高くって？ 低くって？

先輩！（いつの間に背後に!?） た,確かに確認の必要ありですね。今,自動血圧計を持ってきます！

第 1 章　フィジカルの基本を押さえよう

　いやねぇ。血圧が高いのか低いのかだけなら，触ればわかるでしょう。

　へっ?

　エリザベス先輩は患者さんを見るやいなや，「血圧」について確認しようとしています。患者さんが高血圧の既往があることに注目し，そして心臓や血管系にリスクがあることを考え，血圧の状態を聞いているのでしょう。

　そもそもアナタ。状態が悪そうな患者さんを見たら，まずは末梢を触るのが鉄則じゃない。……あら，これはいやな感じがするわね。

　冷や汗もかいているんです。やっぱり血圧計を持ってきま……

　コトは急ぎましてよ。さ，これをご覧あそばせ！

エリザベス先輩の キラキラフィジカル❷

「ダブルハンド法」

① まず右手で患者の右手首を包むように添え，第 2, 3 指で橈骨動脈に触れる。もし脈が強い拍動なら脈圧（収縮期と拡張期の血圧の差）は 40 mmHg 以上と判断（図 - 左）。

② 次に左第 2, 3, 4 指で患者の右上腕動脈を触れる（図 - 右）。

③ 左第 2, 3, 4 指で右上腕動脈を圧迫し，右第 2, 3, 4

指で橈骨動脈の減弱を確認する。もし弱い圧迫で橈骨動脈が触れなくなったら収縮期は120 mmHg以下，強い圧迫でも橈骨動脈が触れたら収縮期は160 mmHg以上。
④推定した収縮期血圧から推定した脈圧を引き算すれば，拡張期血圧も推定できる。
⑤必要があれば両腕で行い，左右差を確認。

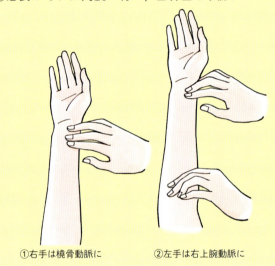

①右手は橈骨動脈に　　②左手は右上腕動脈に

……血圧はたぶん上が180 mmHg。脈圧もとても高くて，下は100 mmHgくらい。逆の腕は，上はせいぜい150 mmHgくらいかしらね。"左右差あり"ですってよ。これは急性大動脈解離かもしれないわね。すぐにドクターをお呼びになって！

は，はい！

胸にひどい痛みがあり，冷や汗をかいていて，顔面が蒼白……。

第1章 フィジカルの基本を押さえよう

　これらは典型的な「ショック」の所見です。今回の患者さんも一見ショックのように思えますよね。しかし，ショックは通常，血圧は「低い」ものです。今回の患者さんの血圧は低いどころか，異常に高値とも言える数字でしょう。こうなったら頭を切り替え，違う疾患を疑い始めなければなりません。

　血管リスクのある方で急な胸痛とショックを伴い，血圧が高い──。ここまで情報がそろうと，実は診断はかなり絞られてきます。今回の「大動脈解離」は，その中で最も注意すべき一つであり，胸痛を訴える方に遭遇した際には看護師の皆さんにも念頭に置いてもらいたい疾患です。すぐに医師を呼び，治療に力を注がねばならない"緊急事態"とも言えるものなのです。

　おだん子ちゃんは当直医をすぐにコールしました。高血圧の既往がある患者が突然の胸痛を訴えていること，普段から血圧が高く，左右の血圧差があることを伝えました。医師が到着するまでの間，おだん子ちゃんが自動血圧計を用いて正確な血圧を求めると，なんと 183/102 mmHg，逆の腕は 150/90 mmHg。ほぼエリザベス先輩のアセスメントどおりの数値でした。当直室から駆け上がってきた医師は，診察後すぐに造影 CT を行い，Stanford A 型の急性大動脈解離と診断。心臓血管外科にコールし，緊急手術でオペ室入室となりました──。

　今回は，フィジカルアセスメントによってスピーディに大動脈解離に対応できたエピソードでした。ポイントは，急な胸痛を訴える患者さんを見たら危険な胸痛の疾患を想起し，同時にバイタルサインを迅速にチェックする，ということです。
　確かにこのような事態は毎日起こるものではないでしょう。ただ，可能性はゼロではありませんし，それが今夜起こっても何ら不思議

ではないのが怖いところ。多くの場合は，いわゆるショックで低血圧を呈すると思いますが，逆に「高値」を示している場合には大動脈解離を考えて行動する……ということはぜひ覚えておいてください。

　技としては「ダブルハンド法」を紹介しました。普段から重症そうな患者であれば，四肢を触り，冷感や脈拍を調べるというのはすでに行っていることでしょう。ここにもう1ステップ，「ダブルハンド法」を加えることで，より一歩踏み込んだアセスメントが可能になります。早速，明朝のバイタルサインのチェックの際に，ダブルハンド法を試してみましょう。血圧計の測定値と比較しながら練習すると，数回でコツをつかむことができ，血圧計の数値と触診での感覚とのズレもどんどん埋まっていきます。さらに毎日同じ患者さんの脈をとっていると，器械ではわからない微妙な変化にも気付けるようになるでしょう。きちんと身につければ，場所や道具の有無に左右されず，どんなときにでも安定して発揮できる技術です！

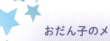

2月22日
- 危険な胸痛の6疾患（心臓3つ，肺2つ，消化器1つ）は暗記しておこう！
- ダブルハンド法で，より深いアセスメントができる！

第3夜　気になる「生あくび」
（脈拍 / 心拍）

　D病院1階の救急外来。現在，インフルエンザが流行中です。ある日，救急外来のナースが急きょ2人もお休みになってしまったため，8階病棟勤務のおだん子ちゃんは助っ人として応援に行くことになりました。

　18時。すでにたくさんの患者がベンチに座って診療を待っています。おだん子ちゃんがトリアージのために患者1人ひとりに話を聞いて回っていると，どこかしんどそうにしている患者さんを発見しました。宇和島さん（仮名），高血圧と糖尿病，慢性腎不全の既往がある77歳男性です。透析導入前で，D病院内科にかかっており，今日は妻に伴われて来院されたとのこと。一体，どうしたのでしょうか……！

 えーと，宇和島さんですね。具合悪そうですが……大丈夫ですか？

 ふわぁ〜〜（あくび）

 なんだか夕方からぐったりしていて，あくびばかりしているんですよ。

 あくび，ですか。眠いんですか？

 どうやら眠い感じとは違うみたいで……

 ……ふわぁ〜〜

 （??　宇和島さん，つかみどころがないなあ。なんとなく反応も鈍いし。どうしよう……オロオロ）

お話を聞きたいのに，どこかユルいというか，つかみどころのない宇和島さん。あくびまでして，一見のんびりした印象です。ただ，「夕方からぐったり」という言葉から，急性の倦怠感を伴っているとは言えそうです。他にも何か手掛かりがあると良いのですが。

 あら，いやねぇ。あの"生あくび"は要注意だわ。

 うわっ！　せ，先輩もヘルプでER勤務だったんですか!?

　先輩も救急夜勤の助っ人だったようです。結局，いつものコンビになりましたね。……でも，先輩はなぜあくびを指して「要注意」と言ったのでしょうか？　まずは患者の既往から確認してみましょう。
　患者には高血圧と糖尿病，さらには慢性腎不全があります。こうした方は現場でもよくお目にかかると思います。よく見るからといって安心は禁物です。実は危険な状態にあるのだと認識しておきましょう。まず，高血圧や糖尿病。これらは心血管疾患のリスク因子であり，「脳や心臓のイベントが起こりやすい素地がある」と言えます。ですからこの方が何か急な症状を訴えたら，大血管の病気を一度は考えてみなければなりません（ちなみに血管系のリスクには喫煙，65歳以上，心疾患の既往，なども挙げられます）。また，慢性腎不全ではどのような心構えが必要でしょうか。そもそも腎臓は，①水分を抜く，②毒を抜く，③電解質の調整という3大機能を持つ臓器。したがって，「慢性的に腎臓が悪い」慢性腎不全では，3つの機能に何らかの支障が出る可能性が高い，ということを考える必要があります。

第 1 章　フィジカルの基本を 押さえよう

　さあ，既往の潜在的な危険性を確認できました。上記の背景を持った患者さんが，倦怠感と謎のあくびをしている，とまとめられますね。
　ただ，エリザベス先輩は，単なる「あくび」ではなく，「生あくび」と表現していますね。これはなぜだかわかりますか？　平たく言うと，生あくびは眠気とは関係なく出てしまうあくび。原因は，脳に酸素や血糖の供給が足りないことにあるなどと言われます。たまたまかもしれませんが，おだん子ちゃんは，患者のあくびが「眠気とは関係なさそう」とわかる情報をすでに患者家族から引き出しています。これは素晴らしいです。
　生あくびに加え，急性の倦怠感を伴っていることを考えると，脳だけでなく，全身の酸素供給が足りなくなっているのかもしれません。もしそうならば，患者さんの身に恐ろしいことが起こっている恐れがあります……！

　まずは ABC，バイタルですわ！

　現場で考えるべきことはいつも同じです。急変対応の基本は「ABC」。同時にバイタルサインを確認しましょう。これまでに呼吸数（第 1 夜）と血圧（第 2 夜）のチェック法を勉強してきました。ダブルハンド法の最初のステップが「橈骨動脈に触れる」ことだったのを覚えていますか？　おだん子ちゃんもダブルハンド法で患者さんの血圧を把握しようと試み，そこであることに気が付きました。

ダブルハンド法でっ，と。……あ，あれ？ 脈がない？

 いやねぇ。「脈がない」と感じたら，その原因は測る場所が違うか，脈が遅すぎるかのどちらかですってよ。脈拍はこうやって評価なさって！

> **エリザベス先輩の**
> ## キラキラフィジカル❸
>
> 「瞬間脈拍」
>
> ① 1秒で「アイウエオ」を言えるようにする
> ② 1回の「アイウエオ」より脈が遅ければ徐脈（PR＜60拍/分），1回の「アイウエオ」に2回脈があれば頻脈（PR＞120拍/分）

※同じ要領で，2回の「アイウエオ」で1回の脈ならPR 30拍/分，3回の脈ならPR 90拍/分となる。

 （アイウエオ，アイウエオ……）。えぇぇ！ 30拍/分しかない！

 徐脈ね。それにあの"生あくび"……！ すぐにドクターコールをなさって。あと，モニター，心電図，血液ガスのキットも準備なさって！

 ？？ は，はいっ！

　脈が橈骨動脈ではっきり触れなかったので，エリザベス先輩は総頸動脈を親指で触れて脈を測りました。すると，患者さんが徐脈の状態にあることまでわかりました。ここで優先的に考えるべき原因として，以下が挙げられます。

第1章 フィジカルの基本を 押さえよう

危険な徐脈

- 高カリウム / 高マグネシウム血症
- 急性冠症候群（特に右冠動脈）
- 低体温
- 脊髄損傷
- 頭蓋内圧上昇
- 薬剤性

　この他にも，アミロイドーシスやサルコイドーシスなどといった危険な病気も挙げられます．ここからは病歴によって，徐脈を起こしている原因を探ることができるかもしれません．エリザベス先輩が奥さんに生活面について尋ねると，「昨日，娘夫妻が持ってきたメロンがとてもおいしく，たくさん食べた」とのこと．慢性腎不全の患者さんですから，メロンのカリウムの含有量の高さは気になりますね……と，察しのよい方ならここで何が原因であるかがわかったかもしれません．

　エリザベス先輩が以上の情報を救急外来の医師に伝えると，医師は，エリザベス先輩から手渡された，とったばかりの心電図をさっと見ました．P波は消失し徐脈，T波は左右対称に高いピークを作っていました．さらに，医師は採血した動脈血の値も確認すると，急いでカルシウム製剤の投与と，他薬剤の用意を指示しました．そして腎臓内科医に電話をかけ始めました．その間，おだん子ちゃんが動脈血の値を確認すると，カリウムは 7.6 mEq/L．とても高いカリウムの値です．心電図の変化を伴う高カリウム血症ですから，これは緊急透析も視野に入る，一刻を争う状況と言えます．

宇和島さんは緊急入院治療とともに慎重に経過観察の方針となりました。そう，この患者さんは慢性腎不全で電解質調節が苦手になっているところに，カリウム負荷がかかったことで高カリウム血症となり，その結果徐脈となっていたわけです——。

　今回は脈拍に焦点を当てました。「瞬間脈拍」も繰り返しの練習で精度が高まります。最終的には，触ったときに瞬間的に患者の脈拍が推測できるようになるはず（「アイウエオ」というのも，意識しなくて済むようになります）。血圧と同様に脈拍も，患者の状態を評価するときって，患者の「手」を取ることが最初になるんですね。
　今回のケースでは，採血・X線検査を行っていないどころか，モニターさえ付けていない中，患者の訴えと一部のバイタルサインを糸口にして急変対応がなされています。以上からわかるように，やっぱり大切なのは基本的な情報です。予診のアナムネや予診票に書かれた情報，バイタルサイン異常などは決しておろそかにできない情報なのです。そうした情報から患者状態を把握できると，「次はこういう動きが求められるはず」という推測も立てられるようになります。そうなれば，現場で効果的に動けるはずですよ！

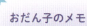

おだん子のメモ
3月28日
- 脈がないと感じる場合は，測る場所が違うか，徐脈を考える。
- 繰り返し練習していると，1つひとつの情報からいろいろ想像できるようになる。

第 **2** 章
ショックを見分ける

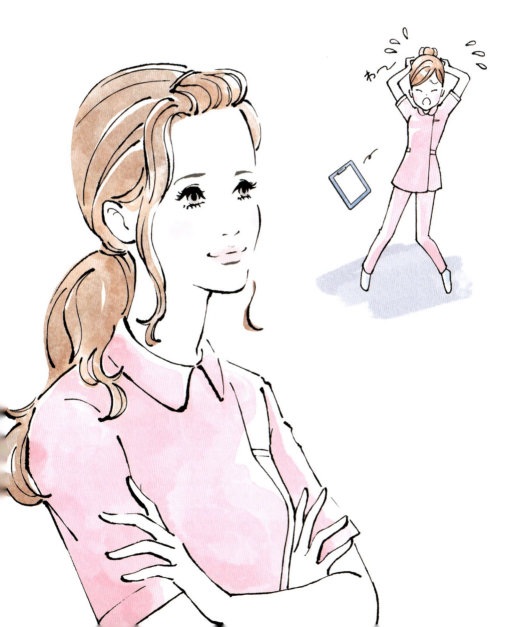

第4夜　末梢で見きわめる

　D病院8階の混合病棟。おだん子ちゃんは今日も夜勤です。前回（第3夜），助っ人として勤務した救急外来での経験が衝撃的だったらしく，最近どうやら急変や救急に興味を持ったようです。

　ラウンドを開始して間もなく，具合の悪そうな患者に遭遇しました。患者は榎本さん（仮名）。糖尿病のコントロール不良の75歳女性で，今回は単純性腎盂腎炎で点滴加療のため入院していました。5日前に点滴を開始して，3日目には熱も下がり全身状態もよくなってきていたのに，一体どうしたのでしょうか……！

あれ，榎本さん。具合が悪そうですが大丈夫ですか？

……（ぐったり）

なんだか様子がおかしい……あ，こんなときこそ呼吸数！（アイウエオ，アイウエオ……）速いっ，30回／分くらい？　でも何でこんなに速いんだろう。ええと，次は何をすれば……！

　呼吸数が非常に速い患者さん。どうやら急変です。急変にも慣れてきたおだん子ちゃんはさっそく呼吸数を測りました（第1夜）。さて，次に何をすればよいのでしょうか。

ちょっとあなた，何をぼんやりなさってますの？　頻呼吸ですわね。

うわっ！　いつも通り突然の登場！　もう慣れました……。で

第2章 ショックを見分ける

も呼吸数だけじゃ原因までは……。

あら，いやねぇ。呼吸数30回/分なんてそんなにないものよ？

いつものごとくエリザベス先輩の登場です。先輩は，呼吸数が30回/分以上というだけで思い当たる原因がいくつかあるようです。

 呼吸数30回/分のときに疑いたい原因

- ひどい痛み
- 超高熱（体温41.5℃以上）
- 低酸素血症
- 敗血症（などの代謝性アシドーシス）

　痛みで呼吸が速くなることはよくあります。外傷や救急，術後の患者さんなどを思い出せばわかりやすいかもしれません。ICUで挿管されている患者さんも，呼吸数が増えているときには痛み（や違和感）の可能性が考えられますので，それを指標に鎮痛や鎮静の薬を調整することがあります。

　超高熱の状態では，末梢血管が開いて血管床が広くなるため，血管内の血液が"相対的"に足りなくなる「血液の分布異常」が起こります。その場合，血液を末梢に送る中枢（＝心臓）に血液が残りにくく，また戻ってきにくいため，血液がうまく循環しません。お風呂で温まって手足等の末梢血管が開くと，頭に血が回らなくなってのぼせるのと同じような状態が病的に起こるのです。酸素を送る血が少なくなるため，少しでも多く酸素を取り入れようと呼吸数が上がると考えられています。

　低酸素血症が生じるメカニズムは，低換気や還流不全が原因と言われています。酸素を欲する生理的反応で息が速くなると考えられ

ます。高CO_2血症でも呼吸数は上がりますが，呼吸幅の大きい大換気が目立つので，呼吸数が30回/分まで速くなることは多くありません。

　敗血症では，敗血症による代謝性アシドーシスで酸性に傾いた血液や体液を元に戻そうとして呼吸を速くする生理反応が起き，呼吸数が上がります。また，これにより，代償性の呼吸性アルカローシスが生じます。

　さて，今回の原因は……?

　（末梢を触って）あら，熱いわね。

　えっ?　……あっ，熱っ!

　血圧も低そうね，100 mmHgを切っているわ。脈も120拍/分。ショックですわ。末梢がこれだけ熱ければ分布異常ですってよ。

　先輩は，ダブルハンド法（第2夜），瞬間脈拍（第3夜）を使って，患者さんの血圧や脈拍を確認。虚脱感や頻脈・頻呼吸などの症状から「ショック」であると瞬時に判断しました。

　なお，ショックとは酸素供給と酸素需要のバランスが崩れている状態を指します。命にかかわることが多いので対応を急ぐ状態ですが，その原因はさまざまで，症状から病態を見分ける必要があります。でも先輩は，どうして末梢を触っただけで血液分布異常性のショックということまでわかったのでしょう。その秘密は次のとおりです。

第 2 章 ショックを見分ける

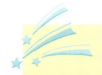

エリザベス先輩の
キラキラフィジカル❹
ショックを見分ける①：末梢

① ショックでは末梢を触る。
② ジトっとしていて冷たい場合，「冷たいショック」と考える。一方，ジトっとしているが冷たいほどではない，または温かい場合は「温かいショック」と考える。

- 温かいショック　→血液分布異常性ショック
- 冷たいショック　→それ以外のショック（心原性ショック，循環血液量減少性ショック，閉塞性ショック）

今回は温かいショックなので，血液分布異常性ショックが最も考えられます。血液分布異常性ショックには，敗血症，アナフィラキシー，甲状腺クリーゼ，副腎不全，薬剤性，神経原性ショックなどがありますが，日常的に圧倒的に多いのは最初の2つ，敗血症とアナフィラキシーでしょう。

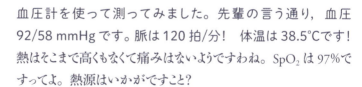
血圧計を使って測ってみました。先輩の言う通り，血圧 92/58 mmHg です。脈は 120 拍/分！ 体温は 38.5℃ です！
熱はそこまで高くもなくて痛みはないようですわね。SpO_2 は 97% ですってよ。熱源はいかがですこと？

あっ，腫れてます！

見ると，おだん子ちゃんが触った手の近く，点滴の入っている刺入部の周囲が赤く腫れあがっていました！ カテーテル関連血流感

染症によって起きる発熱が疑われます。

　このように発熱がみられたら，熱の原因，熱源がどこにあるのかを探すことが不可欠です。頭からつま先まで，皮膚も下着の中なども含めてくまなく見て，視診・聴診・触診・打診を組み合わせて，全身を丁寧に調べていきましょう。今回は，幸運なことに，明らかな熱の原因を1つ，すぐに発見できました。皮膚表面の熱源は見つけやすいと思われるかもしれませんが，きちんと「見つける」という意識がないと，場所により見落とすことがあるので注意が必要です。

すぐにドクターをお呼びになって。敗血症ですわ。

エッ！　これだけでわかるんですか？

熱が出ていて，点滴のところが腫れていらしてよ。2016年2月に改定された敗血症の新しい定義では，感染症が疑われて，qSOFAスコア2点以上，つまり，①意識変化，②収縮期血圧100 mmHg以下，③呼吸数22回/分以上（表）のうち，2つ以上該当すれば敗血症と判断しましてよ。さ，ドクターをお呼びになって。

わ，わかりました！

表　qSOFA (quick SOFA) スコア

- 意識変化
- 収縮期血圧 ≦ 100 mmHg
- 呼吸数 ≧ 22 回/分

各項目1点とし，2点以上は敗血症を疑う。

　おだん子ちゃんがドクターコールすると，ドクターが下りてきて血液培養と採血，採尿，抗菌薬のオーダー，そして点滴抜去と別ルートの留置を行い，中心静脈ラインの準備を指示しました。もちろん，原因検索と治療を行いますので，今回の場合のように分布異

常が疑われる患者さんであれば，初動はまず生理食塩水やリンゲル液などの細胞外液の輸液負荷になります。榎本さんは個室に移され，慎重に経過観察する方針となりました――。

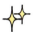

　今回は，ショックをきたした患者に遭遇したら末梢を触り，温かかったら敗血症も含めた分布異常の病態を疑う，ということがポイントでした。

　通常，単純性の腎盂腎炎は3日以内に熱が下がります。著名な臨床教育者であり感染症専門医の青木眞先生の言葉を借りると「感染症は悪化か改善のどちらか一直線」が原則です。一度は改善したものが悪化した場合は，何か別の原因を疑い，全身検索をして熱の原因を突き止める必要があります。

　今回は点滴刺入部の発赤から血流感染症が疑われたケースでした。糖尿病もあり症状が悪化しやすかったのかもしれませんね。

　ショックの原因も熱の原因も，末梢の観察が重要だということを教えてくれた貴重なケースでした。

　ショック状態の患者を診たらまず末梢を触るところから始めてみましょう！

おだん子のメモ
4月25日
- 呼吸数が30回/分以上の場合，ひどい痛み，低酸素血症，敗血症，超高熱を考える。
- ショックではまず末梢を触る。熱ければ血液分布異常性（敗血症）などのショック！

第5夜 肺音で見きわめる

　D病院8階の混合病棟，時刻は深夜2時。2年目ナースのおだん子ちゃんは今日も夜勤です。今日は夜勤引継ぎの時間帯に入院した患者さんがいて，少し忙しいスタートでした。

　患者は岡本さん（仮名），79歳。大動脈弁狭窄症と肺気腫の既往があります。入院の原因は脱水。入院7日前から風邪気味で調子が悪く，喉の痛みで水分もなかなか取れなかったそうです。岡本さんは1年前妻に先立たれて1人暮らし。ADLはほぼ自立していましたが，身の回りの世話を妻に頼っていたため，体調が悪化しても何もできず，横になっていたそうです。電話に出ないことを心配した妹が家を訪れたところ，衰弱した患者を見つけ，救急搬送となりました。入院後は，点滴による補液が行われていました。

　しかし，ラウンドで岡本さんの部屋に行ってみると……!?

 あれ？　岡本さん，酸素飽和度が低い……!

 ……（ハアハア）

 どうしたんですか？（苦しそう！　ええと，アイウエオアイウエオ……）呼吸数は30回/分くらい？

　ベッドサイドのモニターが点滅しているのを見つけたおだん子ちゃん。以前ならオロオロしていましたが，今夜はただ「苦しそう」という観察で終わらせるのではなく，素早く呼吸数を数えました（第1夜）。成長していますね。

　さて，この後はどのように行動したら良いでしょうか？　読者の

第 2 章 ショックを見分ける

皆さんも一緒に考えながら進んでみましょう．

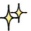

　おだん子ちゃんは，患者さんの手足にさっと手を当てました．ジトっと冷たくていやな感じです．次に総頸動脈に親指を当てて，瞬間脈拍（第3夜）で脈を取ります．およそ120拍/分．さらにダブルハンド法（第2夜）で血圧を測ると，100/70 mmHg 程度でした．

　それで？　どうなさって？

　先輩！　ええと……手足が冷たくって，酸素飽和度が低…

　（さっと患者さんの末梢を触って）あら，いやねぇ，ショックじゃない．

　えっ，バイタルも見てないのにわかるんですか!?

　バイタルを測る前に，見て判断なさって．経験に基づく直観的思考（System 1）[1] ですわ！　これだけ冷や汗をかいていらして苦しそうなら，それだけでショックとわかりましてよ．

　エリザベス先輩，重要なコメントを言っています．
　ショックの 5 徴候は 5 P，「虚脱（prostration）」「蒼白（pallor）」「冷汗（perspiration）」「呼吸不全（pulmonary insufficiency）」「脈拍触知不能（pulselessness）」と言われます．
　英語で覚えにくい方は，リズムで読んで覚えてしまいましょう！「ぐったり真っ青冷や汗ハアハア脈なし」．これを続けて 10 回読んでみてください．

037

これを見たら注意！" ざっくりショック "

- ぐったり（＝虚脱）
- 真っ青（＝蒼白）
- 冷や汗（＝冷汗，特に前胸部）
- ハアハア（＝呼吸不全）
- 脈なし（＝脈拍触知不能）

 ぐったり真っ青冷や汗ハアハア脈なし……。ほとんど当てはまる！

 さ，お急ぎになって！

　そう言うとエリザベス先輩は患者さんを一瞥し，聴診器で両側の背中の音を聞き始めました。

 心不全よ。この音をお聴きになられて？

　エリザベス先輩は聴診器を患者さんに当てたまま，イヤーピースだけをおだん子ちゃんの耳に付け替えてあげました。

 肺雑（肺性副雑音）ありです！

 肺雑……まあそうですわね。その表現は随分ざっくりですけれど。この状況で聞くべきなのは，「クラックル：断続性副雑音（水泡音・捻髪音）」と「ウィーズ：高調性連続性副雑音（笛音）」ですってよ。

 へ？

第 2 章 ショックを見分ける

　肺性副雑音には大きく分けて，断続的な音（クラックル：ブツブツ，パリパリ）と連続的な音（ウィーズなど：ヒュー，クゥー）があります。それぞれさまざまな呼び方があります。

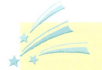

ショックを見分ける②：肺音

① ショックの場合，末梢に触る
② 末梢がジトっとして冷たい場合，総合的に判断してショックの可能性があれば，心原性ショックを疑い肺音＊を聞く
③ もし肺音があれば，断続的か連続的か，音を聞き分ける
④ 吸気時に両側肺でブツブツ音があれば（さらにヒュー音がする場合もあり）左心不全による心原性ショック！　Ⅲ音＊＊もあるかも！

＊肺音は全部で 4 つに分類されます
- **ブツブツ音**（水泡音, wet crackle: 湿ったクラックル）
　粗い断続性肺雑音で，肺水腫や肺炎のときなどに聞こえる。
　肺水腫や肺炎が軽度のときは吸気の後ろのほうだけに聞こえ，多くの場合はクレッシェンドに（次第に音が大きくなるように）聞こえるが，いよいよ肺水腫や肺炎が極期になり肺胞が水浸しになると，吸気全般を通して聞こえ，この場合はクレッシェンドというよりは，吸気の早い時期からブツブツと変わらない大きさで聞こえる。

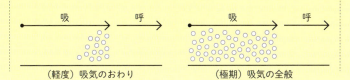

（軽度）吸気のおわり　　　（極期）吸気の全般

- **パリパリ音**（捻髪音, dry crackle: 乾いたクラックル）
　細かい断続性副雑音。断続的な細かい音で、マジックテープを剥がすときに聞こえる音（ベルクロラ音）に似ている。吸気時に、多くの場合はクレッシェンドに聞こえる。間質性肺炎や肺気腫などが疑われる。

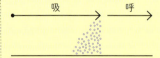

- **ヒュー音**（笛音, wheeze: ウィーズ）
　高調性連続性副雑音。高めの連続音。気管支喘息、肺気腫などが疑われる。
- **クゥー音**（いびき音, rhonchi: ロンカイ）
　低調性連続性副雑音。比較的低めの連続音。一番多い音源は気管にこびりついた痰。

** III音
　心不全のときに、第II音の後に少し間を置いて聞こえる。耳元で手のひらを仰いだときに聞こえる音、という感じ。健常者や若年者でも聞こえるときがあるが、その場合は全身状態やI音の強さ、その他の心臓のパラメータなどで病的か生理的かを判断する。

　荒く速い息をしている患者さんの肺音を聞くと、両方の肺から、吸気時・呼気時共に大きなブツブツという水っぽい断続音、連続的なヒューという高い音が聞こえました。これは肺胞やその周辺の気道が水浸しになって、その水の中を空気が通る音（ブツブツ音）で、さらに気管支も水でむくんで通り道が狭くなっている（ヒュー音）状態だと言えます。
　肺が水浸しなのは肺胞の毛細血管から水が染み出す状態（肺水腫）が起きているからです。その原因は、左心室から全身に血液を送り出す力が低下したこと。血液の流れに交通渋滞が起こり、左心室の手前にある肺動脈の圧が上がった結果、肺の毛細血管の圧も上がり、

第2章 ショックを見分ける

肺胞に水が染み出します。

　平たく言うと，呼吸が速く，両側の肺でヒュー音，ブツブツ音が聞こえるときは典型的な左心不全の可能性が高いということです。この状態のショックであれば，急性左心不全による心原性ショックだと言えそうです。末梢が冷たいという点も心原性ショックの症状にマッチします。

　　今すぐドクターをお呼びになって。私は酸素マスク，人工呼吸器と救急カート，それと心電図計を持って来ますわ。

　　はいっ！

　　（病歴からはきっと大動脈弁狭窄症も原因ね。輸液の量が多すぎたのかもしれないわ……）

　ドクターが呼ばれ，左心不全によるショックとして原因を調べながら治療が始まりました。

　今回はまず，見た目で直観的にショックを見つける方法を学びました。さらにその原因を探る上で，前回の末梢に続く第2のポイント，肺音について学びました。聴診器では，肺副雑音の有無だけではなく，少し踏み込んでその種類を特定してみてください。慣れれば心原性ショックを見つけられますよ。

　ショックの患者さんということがわかった後，その原因に当たりをつけておければ，その後の動き（何を準備するか，どこに連絡するかなど）が違います。フィジカルだけで迅速にアセスメントできれば，今よりワンランクアップです！

おだん子のメモ

5月30日
- ショックの5徴候は「ぐったり真っ青冷や汗ハアハア脈なし」
- 末梢がじっとり冷たいショックでは肺音を聞く。この時両方の肺でブツブツ音・ヒュー音が聞こえたら左心不全！

参考文献
1）志水太郎. 診断戦略——診断力向上のためのアートとサイエンス. 医学書院，2014

第6夜　ジトッとした汗にはご用心

　D病院8階の混合病棟。今日は，日勤帯に入院予定の患者さんが夜勤帯引き継ぎの時間にずれこんでしまい，やや忙しめのスタートでした。患者さんは柿山さん（仮名），70歳女性。約半年前から何となく食欲がなく，最近息苦しさも感じるようになったそうです。胸部造影CT検査をしたところ，右肺門部に腫瘤影があり，精査のために入院することになりました。ADLはほぼ自立しており，既往歴はありません。

　深夜3時のラウンドで柿山さんの顔色がなんとなく優れなかったことが気になっていたおだん子ちゃん。夜の仕事がひと段落つき，少し時間があったので様子を見に行きました。

　あれ，柿山さんが苦しそうにしています！

うーん，うーん……

苦しそうに悶えてる！　ええと，アイウエオアイウエオ……呼吸数は20回/分くらい？（とりあえず，ベッドに腰掛けて起座位になってもらって，と）柿山さん，どんなかんじの苦しさですか？

なんだか身の置き所がないような……（ハァハァ）

　息が少し早いことを確認したおだん子ちゃんは，患者さんの手足に触りました。前回（第5夜）と異なり点滴はしていませんが，ジトっとした汗をかいています。

なんだかショックっぽいかも?!　ええと，ぐったりしてるし，真っ青かどうかは部屋が暗くてわからないけれど，冷や汗も

かいてる。わりとハアハアしてるし，脈も弱い。100拍/分くらいかな。血圧は……。

ダブルハンド法（第2夜）で血圧を測ろうとすると……。

上腕動脈を少し押さえただけで脈が消えちゃう！ 橈骨動脈も触れるかどうかで，血圧が低いどころじゃない！

さて，この後はどのような行動をすればよいでしょうか？ 読者の皆さんも一緒に考えながら進んでみましょう。

 これを見たら注意！ ジトッとした汗

末梢を触って，ジトッとしたいやな汗を感じたらショックの前兆かも!?

血圧計を持ってきて測定すると，血圧は 80/60 mmHg でした。SpO_2 は酸素投与なしの状態で 97％です。

あら？ どうなさって？

先輩！ 柿山さんが身の置き所がないようなかんじで悶えています（先輩いつもヤバい当直のときにいるなあ……。心強いけど）。

（さっと患者さんの末梢を触って）いやねぇ，ショックじゃない。

そうなんです！ "ざっくりショック（ぐったり真っ青冷や汗ハアハア脈なし，第5夜）" にもほぼ当てはまってます！

第2章　ショックを見分ける

 あなた，ちゃんと復習なさっているのね．素晴らしくてよ．……あら，何ですの，その頸静脈は？

 へっ？

　エリザベス先輩は頸静脈の異変に気付いたようです．一体何が問題なのでしょうか？

　ショックは温かいショックと冷たいショックに分けられると第4夜で紹介しましたが，心臓系と血管系という分け方もできます（図）．冷たいショックの内，心臓系ショックは2つ，前回紹介した左心系の「心原性ショック」，そして今回紹介する右心系の「閉塞性ショック」です．

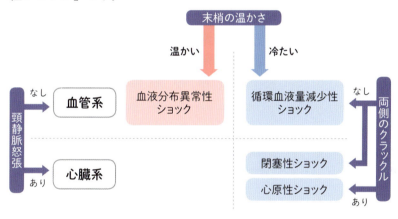

図　ショック（典型例）を鑑別する3つのフィジカル：末梢の温かさ，頸動脈怒張，肺音

　頸静脈は右心の一歩手前にあるので，頸静脈が怒張していたら，全身から心臓に向かう血管，または心臓内のどこかで血液の"交通渋滞"が起きているということです．それは，実際に（＝器質的に）詰まっているのか，機能的に（ポンプとしてうまく働かず，血液を送り出すことができなくなっている）詰まっているのかのどちらかになりま

す。詰まっているということを閉塞という言葉で置き換えると「閉塞性ショック」という言葉になります。

 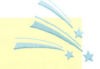

エリザベス先輩の
キラキラフィジカル❻

ショックを見分ける③：頸静脈

①頸静脈（内頸，または外頸静脈）を見る。
②起座位でも頸静脈が首の上の方まで怒張していたら，心臓系のショックのどちらかを考える。

　┌ 心原性ショック（左心系）
　└ 閉塞性ショック（右心系）

　肺音はクリア（正常）ですわね。

　エリザベス先輩は聴診器を取り出し，肺音はきれい（Crackle や Wheeze がない＝左心系ではない）なことを確認しました。次に聴診器を移動させ，心音を聴いているようです。

　心臓の音が遠いわね。あなた，この音お聴きになって。

　本当だ，心臓の音が小さいっていうか，遠くで聞こえるような……。

　さらにエリザベス先輩は血圧を測りながら，患者さんに呼吸を促

します。すると，吸気時の 20 mmHg 以上の収縮期血圧低下（奇脈といいます）がありました。

まずいわね。あなた先ほど，身の置き所がない様子だとおっしゃっていたわね。

はい。

肺の腫瘍が心臓の近くにある方でしたわね？　おそらく，心タンポナーデよ。

　心臓の構造を簡単に言うと，心臓の筋肉の外側に二重層の袋（心膜，正確には1枚の袋）があり，さらにその外側を線維性心膜という固めの膜が覆っています。線維性心膜は膨らみにくいため，心筋と線維性心膜の間（心膜腔）に何らかの液体が急に溜まると，心臓が外から圧迫されます。心臓の壁は，左心よりも右心のほうが薄いので，右心から先に拡張できなくなります。これが心タンポナーデによる急性右心不全です。心膜の中に液体貯留があり，心臓の音がより胸壁から遠くなるため，また液体による伝導低下で音が小さくなります。

　左心系の心不全の場合，肺から心臓に送られてきた血液を全身に送り出すことができないために肺の毛細血管に圧がかかり，肺水腫になります（第4夜）。一方，左心にはそこまで影響が出ていない，右心のみの心不全の場合（特に急性期）は"身の置き所のないだるさや倦怠感"という非常にあいまいな症状になります。

すぐにドクターをお呼びになって。私は酸素マスクと心電図計，救急カート，それと念のため気管挿管と心嚢穿刺の準備もいたしますわ。

はいっ！

　医師が駆け付け，閉塞性ショックの可能性が高いとして治療が始まります。心エコーにより心嚢液貯留が確認されると，その場で緊急の心嚢穿刺が行われました。その後カルテには，「肺門部肺がんの心膜浸潤による心タンポナーデが考えられる」と記されていました。

　今回はまず，見た目で直観的にショックを見つける方法を復習しました。さらに，末梢，肺音に続く第3のポイント，頸静脈に着目して，ショックの原因を探りました。頸静脈を見る機会は少ないと思いますが，気をつけてアセスメントすると重要なことを教えてくれます。

　ショックの原因にまで当たりをつけることで，その後の動き（何を準備するか，どこに連絡するかなど）が異なることは前回（第5夜）でも学びました。それに加えて，疾患によっては相談する科の医師も違ってきます。急変時は主治医に報告するのが通常ですが，心タンポナーデであれば循環器系の医師に相談したほうが，急ぐ時はより適切かもしれません。もしこの急変がERで起きたなら，循環器系の医師にドクターコールするという選択肢も十分にあると思います。

> **おだん子のメモ**
> **6月27日**
> ● 起座位でも頸静脈怒張が見られたら心臓系のショック！
> ● 心臓系のショックは肺音で見分ける。さらに心音も確認して，音が遠ければ右心不全！

第 3 章
フィジカルの「A」「B」「C」

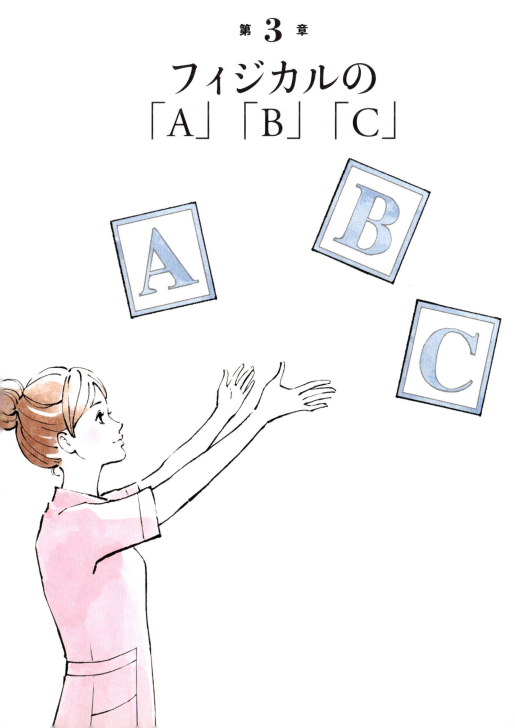

第7夜　A（Airway）の3秒フィジカル

　D病院8階の混合病棟。2年目ナースのおだん子ちゃんは今日も夜勤です。急変を何度か経験してきて，最初のころはおっかなびっくりだった夜勤も，少しずつ自信が付きはじめているようです。特に今日は順調なスタートで，いつもよりものんびりと仕事ができてルンルンでした。
　夜11時，深夜のラウンドに向かいます。

　　　木村さ～ん，失礼します。

　木村さん（仮名）は急な発熱の精査で入院した22歳女性。おだん子ちゃんが個室のドアを開けると，ベッドに端座位で足を下ろして，窓際に向かってうつむいて座っていました。背中を丸めて肩を落としてじっとしています。

　　　ウッ……ウッ……

　　　（あれっ木村さん，泣いているのかな？）どうしたんですか？

　おだん子ちゃんはドアを開けたまま，どうしたんだろうと様子をうかがいました。木村さんは少し人見知りで自分からは積極的にしゃべらないタイプですが，もともとは明るい性格です。しかし，最近仲の良かった友達が急に亡くなったことから，夜はそのことを思い出して気が沈むことがあるようです。おだん子ちゃんはナース

第3章　フィジカルの「A」「B」「C」

の休憩室で話題になっていたことを思い出し、そっとしておいてあげようと静かにドアを閉めて部屋を後にしました。

　2時間後、木村さんも少し落ち着いたころだろうと考え、個室に向かってみました。ドアを開けると、同じ姿勢で肩を落としています。少し前のめりで、肩を時々急に上げていました。

　（泣いてるのかな……）

　と、その時、近くの部屋でナースコールが鳴りました。呼ばれるままに向かった先は、811号室の北村さんの部屋。糖尿病の教育入院中の70歳女性で、よく隠れて間食をすることが問題の患者さんですが……。
　駆けつけると、首を絞めるように両手を喉元に当てて苦しがっています！　急いで電気をつけると、顔が真っ赤になっています。

　ぅーッ、ぅーッ

　手元には「もちもち★あんパン」と書かれた包装袋が！　北村さん、また隠れて間食しちゃったみたいです。

　まさか北村さん、喉に何か詰まらせちゃったの？

　急いで口の中を見ましたが、何もないようです。

051

うーん，どうしたら（オロオロ）

 何なさってるの？　……その呼吸は！

 ああっ，先輩！！

　エリザベス先輩は素早く近寄ると，北村さんの背中に手を当てて北村さんの体を前に倒しました。続いて背後から両腕を回し，両手の拳をグーにしてお腹を下から突き上げるようにギュッと強く抱きしめる動作を何度も取り始めました。すると……！

　ポン，と弱い音がして，北村さんが喉の奥から何かを吐き出しました。何度も強くせき込んでいます。吐いた物を見ると，大きめのあんパンでした。慌てて食べたのでしょうか，一気に半分飲み込んでしまい，目で見える範囲よりも奥（下部）に詰まっていたようです。

 ごめんなさい……

 いやねぇ。それにしても，患者さんがあんな呼吸をなさっていたら上気道閉塞による窒息をお考えになって。

 はい！！　エリザベス先輩が来てくれてよかったです！

第 3 章　フィジカルの「A」「B」「C」

エリザベス先輩の キラキラフィジカル ❼

A（Airway）の 3 秒フィジカル

姿勢→胸元→声をチェック！
以下の 3 点を見たら上気道閉塞を考える！
①前傾姿勢
②首の筋肉の過使用
③しゃべれない

　前傾姿勢は後傾姿勢よりも気道が開きやすい状態です。睡眠時無呼吸症候群の方が仰臥位で寝ているときにはいびきをして，横になったりうつぶせになったりしていたらいびきをしなくなる様子を思い浮かべるとわかりやすいかもしれません。前傾姿勢を取るのは呼吸を楽にしたいからと考えられます。

　首の筋肉（胸鎖乳突筋や斜角筋）は，呼吸時に補助として使われる筋肉です。メインで使われる横隔膜だけでなく，補助である首の筋肉まで使って胸郭を広げ，空気を肺に入れなければならないということは，相当呼吸をしにくい（正確には吸いにくい）状態だと言えます。

　さらに，しゃべれないというのは気道が開通していないことを示す重要な所見ですので，これも重要な情報です。さらに，文字にすれば「ゔーッ，ゔーッ……」というような，狭い気道を無理やり通して息を吸い込んでいるような苦しそうな吸気時の音（Stridor ストライダーと言います。個室のドアの向こうからでも聞こえそうな嫌な響きです）が聞こえたら危険です。すぐに上気道閉塞を疑ってください。

　……と，北村さんが無事助かっておだん子ちゃんがホッとしたその瞬間，別の部屋からバタン！　と音がしました。さっきの木村さ

んの部屋です！　急いで駆け付けると，木村さんが倒れていました。体に触ると，すごい熱です。そして，よだれをたらして口を開けて明らかに苦しそうに呼吸をしています。口の中をペンライトで見ても喉はきれいでしたが，今回もAの3秒フィジカルには全て当てはまっていました。

 うーッ，うーッ！

 ええっ木村さんも？　でもあんパンの袋はない！

 ……あなた，前の症例に引っ張られすぎですわよ。

発熱で，喉きれいなのに上気道閉塞？

- 急性喉頭蓋炎
- 後咽頭膿瘍
- クループ

熱がなく，喉きれいなのに上気道閉塞？

- 異物
- 外傷
- アナフィラキシー

　急性喉頭蓋炎，後咽頭膿瘍，クループはいずれも，致命的な上気道閉塞を起こし得る病気です。目で見える範囲よりも奥の上気道が圧迫された状態ですので，気道閉塞を解除するには気管挿管が必要になることが十分に考えられます。非常に急ぎます。このようなときはバイタルすら取る前に判断し，およそ考えられる限りの超緊急

第3章 フィジカルの「A」「B」「C」

で対処する必要があります。
　ちなみに「発熱がなく，喉がきれいなのに上気道閉塞」は異物，外傷，アナフィラキシーなどを考えます。

　すぐにドクターをお呼びになって。それから救急カートですわよ！

　は，はい！

　呼ばれた医師は状況を判断し，その場で気管挿管になりました。その後の診察と検査で，上気道炎を契機とした急性喉頭蓋炎と診断され，抗菌薬治療などを行った後，数日後に抜管，木村さんは無事に退院しました。
　おだん子ちゃんは，窓際に座っていた木村さんは泣いていたのではなく苦しくて前のめりになっていた可能性があったのではと先輩から指摘され，最初にすぐに対処していれば……と肩を落としました。今回は危機一髪でしたが，急性上気道閉塞は即致命的になる病態なので，一晩に2例も経験したことはおだん子ちゃんにとっては良い経験になったのではないでしょうか。

　今回は急変基本のABCのA（Airway）に触れました。簡単にまとめると，つらそうに前のめりになっていて，苦しそうに肩で息をしていて，さらにしゃべれない，おかしな呼吸音（聴診器ではなく，耳で聞こえる）があれば，そうではないとわかるまで上気道閉塞を疑う，ということです。
　Aは特に急ぎます。異変のサインを3秒レベルで迅速に察知して，すぐ次の行動（気道確保）につなげることができれば合格です。

おだん子のメモ

7月25日
- ぱっと見では喉がきれいでも，目で見える範囲より奥で気道閉塞していることがある。
- 異変のサインを察知したら，バイタルより前に気道確保！

第8夜　B（Breathing）の3秒フィジカル

　D病院1階の救急外来。今日のおだん子ちゃんは，8階病棟から助っ人として応援に来ました。深夜の救急外来にはひっきりなしに患者さんが運ばれてきます。急変対応には慣れてきましたが，救急外来は久しぶりです。おだん子ちゃんはドキドキしながら救急車からストレッチャーで運ばれてくる患者さんのもとへ向かいました。

　患者は桑田さん（仮名），77歳男性。救急救命士によると，高血圧とCOPD（慢性閉塞性肺疾患）の持病があり，元ヘビースモーカー。3年前からは自宅で在宅酸素療法（HOT；Home Oxygen Therapy）を行っているそうです。ADLはほぼ自立しており，1人暮らし。今日は，トイレでいきんだときに左胸にピキッという激痛が走り，それからだんだん息が苦しくなり，全身がだるくなってきたため，自分自身で救急搬送を依頼したとのことでした。

　桑田さん，わかりますか？

　患者さんはやせ型で，ストレッチャーの上に仰向けになって，苦しそうに浅く速い呼吸をしています。自宅から着けてきたのか，鼻カニューレを装着していました。

　ハアッ，ハアッ……苦しい……

どの辺が苦しいんですか？

 ハアッ，ハアッ……

 ええと……

　おだん子ちゃんは，何かできることはないかと考え，まずは基本に戻って呼吸数を数えることにしました。

 アイウエオアイウエオ……呼吸数は30回/分くらいね。

　モニターを見るとSpO$_2$ 90％，血圧94/60 mmHg，脈拍120拍/分，体温36.8℃です。
　患者さんを見ると，首は細い割に胸鎖乳突筋は不自然に発達していました。そしてその周辺の筋肉も呼吸に合わせて収縮を繰り返しています。

 熱はなし。首の筋肉はつらそうだけど，前傾姿勢じゃないし，声も出てる。

　息苦しそうなので念のため口の中を確認しましたが，窒息ではなさそうです。前回（第7夜）学んだ（Airway）の3秒フィジカルでも問題ありません。

 ハアッ，ハアッ（胸を押さえて）

第3章 フィジカルの「A」「B」「C」

 そういえば左胸に痛みがあるって救急救命士さんが言ってた！

「危険な胸痛，6人の殺し屋」（第2夜）が脳裏を過ぎります。急いでダブルハンド法を使って血圧を測ると，左右差はなし。6つの危険な胸痛のうち大動脈解離ではなさそうで，ホッとしました。しかし，むしろ血圧がかなり低いことが気になります。他の5つの胸痛の可能性は残っています。

おだん子ちゃんは，患者さんの手に触ったときに末梢がジトッと冷たいことに気付きました。脈はありますが，血圧も低く，ざっくりショック（第5夜）の「ぐったり真っ青冷や汗ハアハア」までは当てはまっています。もしかしたらショックの前兆でしょうか？

 困ったな，ヤバそうではあるんだけど……（オロオロ）

 ハアッ，ハアッ

 え?!　モニターの血圧79 mmHg?!　（こんなに急に悪くなるなんてどうしよう！　ドクター早く来てー!）

 ちょっとあなた！　何なさってるの?!

 先輩!!　なんてナイスタイミング！　実はCOPDで呼吸苦の方が……!

 いやな呼吸ね。それにこの頸静脈。胸は見たの?

エリザベス先輩はそう言いながら，患者さんの襟元をバッと開けました。すると片方の胸郭だけが膨らんでおり，左右の胸が異なる動きをしています。エリザベス先輩は聴診器を当て，両方の肺の音

を聞きました。

　すぐに隣のブースのドクターをお呼びになって。それから救急カートを。緊張性気胸ですわ！

> エリザベス先輩の
> # キラキラフィジカル❽
> ## B（Breathing）の3秒フィジカル
>
> 次の3つをチェック！
> ①胸郭・呼吸の左右差
> ②瞬間呼吸数
> ③呼吸様式（下顎呼吸, 鼻翼呼吸, あえぎ呼吸, シーソー呼吸）

　ショックの中でも特に緊急度の高いのが，右心系に分類される「閉塞性ショック」です（第6夜）。原因である"閉塞"を早急に解除しないと命にかかわります。

　代表的な3つの閉塞性（右心系）ショックのうち，緊張性気胸は，何らかの理由で肺を包む胸膜に穴が開くことで生じます。肺は，胸郭という堅い「殻」に囲まれた閉鎖空間の中にあります。肺を包む胸膜に穴が開き，そこから空気が抜けると，肺と胸郭の間に空気がたまります。穴がチェックバルブの弁のように働いた場合，肺から空気は抜けていく一方で，肺に戻ることはありません。そのため，穴が開いた側の胸が膨らんでいたり，胸郭の動きに左右差が生じたりします。聴診器を当てると，呼吸音は明らかに弱まっているのがわかります。また，胸腔内の空気貯留でより明らかな鼓音がします。

　さらに，胸郭内の空気は肺をどんどん押しつぶし，縦隔をも圧迫

していきます。そうなると、壁の薄い下大静脈や右心系もつぶされ、血液が循環しなくなります。血液が左心にも戻らず、全身に血液が送り出せなくなってしまうのです。心臓の閉塞はタイミングによっては一瞬で起きることがあり、急激なショックを招きます。緊張性気胸は急速に悪化し、時に秒～分単位で処置しないと死に至ることもあります。胸郭外から穴を開けて空気を外に逃がす「緊急脱気」が一刻も早く必要です。

今回は、いきんだ際の肺胞内圧の上昇で穴が開いた可能性も考えられますが、胸元に外傷がある場合、それによって肺に穴が開いた可能性を疑ってください。

 最も危険なショック「閉塞性（右心系）ショック」の代表例

- 緊張性気胸
- 心タンポナーデ
- 肺動脈主管部の肺動脈塞栓症

駆けつけた医師がその場で状況を判断、エリザベス先輩からサッと渡された16Gの留置針を第二肋間上縁に3本連続して打ち込みました。その瞬間！　プシューッ、プシューッという音とともに留置針の外筒から空気が排出されます。この間のSpO₂は幸い保たれており、血圧は100 mmHg台まで回復、蒼白な顔もやや赤みを増してきました。医師はチェストチューブ（胸腔ドレーン）の準備を指示。胸腔ドレナージが行われました。

その後、患者さんは過去に2度、自然気胸を起こした病歴があったことがわかりました。今回トイレでいきんだときの胸痛が以前経験した胸痛と同じような痛みだったので、これはまずいと思ったそうです。患者さんはそのまま呼吸器外科に入院となりました――。

今回は急変基本のABCのB（Breathing）に触れました。Bは，A（Airway）の次に緊急です。もしAに異常があれば，先にAへの介入（気道確保や挿管）を行いますが，Bも即座に次の行動につなげる必要があります。体が発する限られたサインを察知できるようになりましょう。

　Bに介入する場合，最初は酸素投与を行います。SpO_2が95％以上であれば不要ですが，95％未満であればO_2流量3〜5 L/分で簡易酸素マスク（シンプルマスク）を当てます。CO_2ナルコーシスの恐れがあるため，COPDのようなCO_2がたまりやすい慢性閉塞性の呼吸器疾患の方に酸素を長時間投与してはいけませんが，救急搬送などで短時間酸素投与されていた程度であれば，医師が到着するまでの一時的な処置として簡易酸素マスクを着ける分には害はないでしょう。

　Bの異常の中でも，緊張性気胸は特に対応を急ぎます。読者のあなたも周りの看護師や医師と，実際にこの患者さんが現れたときの対応についてぜひ話し合ってみてください。

おだん子のメモ
8月29日
- 肺の異常から閉塞性のショックにつながることがある。
- 緊張性気胸のサインを察知したら，酸素投与と緊急脱気の用意！

第9夜　C(Circulation)の3秒フィジカル

　D病院8階の混合病棟。2年目ナースのおだん子ちゃんは今日も夜勤です。今日は夕方前に2人入院が入り，さらにある患者さんが転倒したと思ったら，また別の患者さんが不穏で点滴抜去……と慌ただしく始まりました。

　深夜ラウンド，次の部屋の患者さんは芥子さん（仮名）です。73歳女性，腎盂腎炎による敗血症性ショックで2日前に入院しました。治療経過は良いものの，昨日から胃もたれがあると夕方の申し送りで聞きました。既往歴は，高血圧と慢性腰痛，膀胱炎，胃潰瘍です。

　　芥子さ〜ん，お変わりありませんか……あれ？

　部屋に入りカーテンを開けると，患者さんはベッドで苦しそうにうずくまっていました。

　　芥子さん？　あっ！

　おだん子ちゃんが患者さんの体に触ると少し汗をかいているようでした。何となくジトッとしています。

　　（ゾクッ！　これはいやな感じだ！）大丈夫ですか？

はい，ちょっと気分が悪くて……（お腹を押さえて）

 あ，今ガーグルベースン持って来ますね。

「冷汗」は危険なサイン（第6夜）です。急いでガーグルベースンを取りに行き，帰ってくると……。

 芥子さん？ ……やだ，意識がない！ 芥子さん，芥子さん！（ゆさゆさ）

 ん……

芥子さんは意識を失っていたようですが，声かけに反応して意識が戻ったようです。

 大丈夫ですか？

 お腹が苦しくて，気分もさっきよりさらに悪いです……

おだん子ちゃんは即座に脈を取りました。脈拍は110拍/分。記録にあるいつもの脈拍よりも少し速めです。さらに，ダブルハンド法で血圧を測ると120 mmHgを下回っていました。血圧手帳を見ると普段は高血圧のようですが，機械で測定してもやはり低く105/70 mmHg，呼吸数は16回/分です。

 どうしよう……（おろおろ）

第3章 フィジカルの「A」「B」「C」

　患者さんは額に汗をかいてしんどそうにしています。しかし，会話はできているので気道閉塞などの「急変時のA（Airway）」の異常は起きていなさそうです（第7夜）。また，呼吸数にも問題がなく，呼吸自体は苦しそうではないので「B（Breathing）」も大丈夫そうです（第8夜）。なんとなく顔色が悪いのも気になりますが……。

　ちょっとあなた！　どうなさって？

　セ，センパーイ（涙目）

　今回もタイミングよくエリザベス先輩が登場です。さて，この状況にどう対処するのでしょうか？

 失神と意識障害の区別

　● **失神**
　一過性の意識消失。瞬間的に起こり，数分程度で完全に元の意識状態に戻るもの。
　● **意識障害**
　持続性で，意識覚醒度の低下が完全には元に戻らないもの。

　今回のように，すぐに意識が戻るものは失神と呼びます。失神と意識障害を区別するのは，原因が違うからです。
　失神は「一過性の脳灌流の低下」であり，ショック（例えば器質性疾患による心原性ショックや閉塞性ショック，大量出血による循環血液量減少性ショックなど）により，脳幹の意識中枢の一過性虚血が起きた可能性もあります。そのため，原因を急いで突き止める必要があります！

065

ルート（末梢静脈路）はあるわね。まずはドクターをお呼びになって。それから生理食塩水を。

 え？　あ，はい！

　患者さんの状態が悪そうなときにはまず，急変時のABCをチェックします。最も緊急性が高いA，そしてBに問題がなければ，C (Circulation) を確認します。エリザベス先輩はCが問題なことを素早く判断し，輸液の準備を指示しました。

　今回のケースでCが良くないことは，冷や汗があること，脈拍数と上の血圧（収縮期血圧）の数値の大きさが通常とは逆の「脈拍数＞収縮期血圧」になる，「バイタルの逆転」が起きていることから判断できます。顔色が悪いことも，Cの異常を疑うポイントです［肌の色については真っ白・真っ青などとよく言いますが，日本人の肌色の場合，急な循環不全により血の気（赤み）が抜けると，土気色，草色というような黒ずんだ色合いになる印象です］。

 あとは起立性変化の確認ね。

　Cに問題がある場合，最初に行うのは細胞外液輸液や薬剤投与のための末梢静脈路確保です。そして余裕があれば起立性変化を確認します。ドクターの到着を待つ間，エリザベス先輩は患者さんの体を起こしました。その状態で1分待ち，再度血圧と脈拍を測ると……。血圧85/68 mmHg, 脈拍140拍/分。起立性変化があります！

第3章 フィジカルの「A」「B」「C」

エリザベス先輩の
キラキラフィジカル❾

C(Circulation)の3秒フィジカル

次の4つをチェック！
① ジトッとした冷や汗をかいている
② ぐったりしている
③ 顔色が黒ずんでいる
④ 脈拍30拍/分以上上昇，収縮期血圧20 mmHg以上低下の起立性変化が見られる

　駆けつけたドクターが直腸診を行うと，ドロッとした黒色便に血液と思われる赤色の付着物が検出されました。ドクターの指示で採血と急速輸液が行われました。その後緊急の上部消化管内視鏡検査を行い，胃角部に露出血管を伴う潰瘍が見つかりました。おそらく出血源でしょう。胃潰瘍の既往に加え，慢性腰痛に対して頻繁に飲んでいた鎮痛薬（NSAIDs）の副作用，さらに敗血症性ショックによりストレス性潰瘍が発生し，そこから出血したのだと考えられました。医師の適切な処置を経て，患者さんの容体はその晩のうちに無事安定しました。

　今回は急変基本のABCのC（Circulation）に触れました。A（Airway）とB（Breathing）はそれぞれ呼吸関連のチェックポイントです。口から気道を通って上気道（A）→下気道（B）の順に酸素が流れ込みます。呼吸が大丈夫なら今度は循環（C）関連です。AとBがよくても，

Cに問題があるときはCの治療介入をします。

　Cの異常の中で最も急激に悪化していくものの一つが大量出血です。失血で全身をめぐる血液が少なくなれば，頭（正確には脳幹などの"後循環系"が主ですが）にも血が行かなくなり，一過性の血流量低下による失神が起こり得ます。大量出血があり得るのは，①外傷，②後腹膜，③消化管（上部または下部），そして④四肢体幹の筋や骨です。①は体表にあれば明らかですが，②③④の場合，表面からは見えないことも多く，注意が必要です。

　今回紹介したように，直腸診を行って（とても大事です！）大量の黒色便や鮮血を認めたら，消化管内での出血が起きていると想起できます。黒色便は胃酸により血液が酸化することで生じますので，出血源は上部消化管だとわかります。ちなみに，②で最も怖いのは大動脈瘤破裂による出血です。

　「ジトッとした冷や汗」「ぐったりした様子」は，第5夜でも触れたショックの徴候です。仰臥位で血圧や心拍数に異常がなくても，循環血液量減少性ショックを疑う場合は，エリザベス先輩が最後にしていたように，体位を変えることによる血圧と心拍数の変化を評価することが重要です。仰臥位と起立（または起座位）で，大まかに脈拍が30拍/回以上上昇，収縮期血圧が20 mmHg以上低下したら循環血液量が1 L以上急激に減少していることを意味します。これもナースが知っていて損はないフィジカルアセスメントです。また，今回のように高血圧などの既往があると，血圧が低下していても数値としては一見正常範囲のことがありますので，1つのバイタルの数値が正常でも安心せず，ショック指数（収縮期血圧/心拍数）を評価することも有効です。

　A, Bと同様に，体が発する限られたサインを瞬時に察知して，次の行動（輸液, その他）につなげましょう！

第3章 フィジカルの「A」「B」「C」

9月26日
- 失神の原因にはショックを起こすような恐ろしい病気が隠れてる！
- Cの異変を察知したら，末梢静脈路を確保して輸液を準備
- 消化管出血は見た目ではわからない。直腸診の準備を！

第 4 章
ショックの予兆を察知する

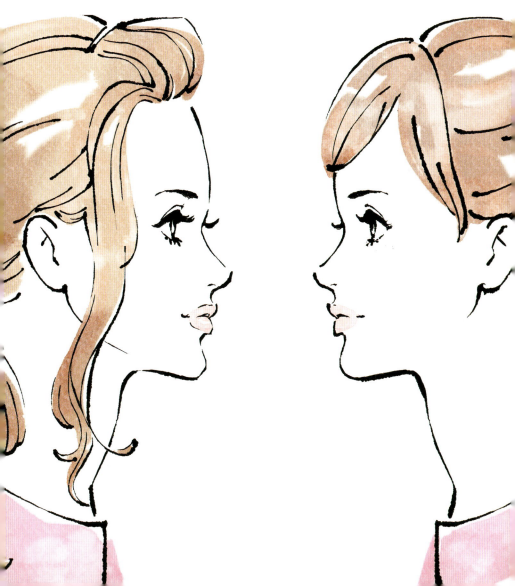

第10夜 顔色の変化に要注意

　D病院8階の混合病棟。2年目ナースのおだん子ちゃんは今日も夜勤です。時刻は夜9時——，軽度の急性硬膜下血腫の患者が救急外来に運ばれてきました。

　患者は小嶋さん（仮名），59歳女性。急性硬膜下血腫はおそらく転倒によるものとのこと。アルコール嗜好歴があり，以前にも一度，酔っ払って転倒し，D病院に運ばれたことがあるそうです。付き添いの友人によると，飲酒による転倒で頭部に切り傷を作ったことがあり，お酒をやめるように友人に言われ，その日以来飲酒量は減っていましたが，最近また増えてきていたとのことでした。来院後は若干の頭痛が残るのみで，血圧を含めたバイタルサインは良くなってきていました。今日は個室に入院することになりましたが，当直のドクターの方針では明日の診察で問題がなければ帰宅することになっています。飲酒による新たな転倒などが怖いため，今夜は付き添いの友人も個室に泊まり，様子を見てくれるということでした。
　夜11時半，ラウンドに向かうと，患者さんの気分が悪そうだと付き添いの友人に声を掛けられました。

小嶋さん，体調いかがですか？

うーっ……（胸を押さえながら）

良くはなってきているようなんですけど，胸やけみたいな感じで

第4章　ショックの予兆を察知する

　　　　気持ち悪そうです。飲みすぎちゃだめって言ってるんですけどね。今日もさっきまでハイボールを5杯飲んでて……。もう小嶋ちゃん，ほんと困るのよねえ。

　個室ではありますが，小嶋さんに近づくとお酒の臭いがかなりします。おそらく来院前も飲酒していたのでしょう。

 そうですか……。明日には酔いもさめると思いますが，また何かあったら教えてくださいね。

　来院時の血圧は200/110 mmHg，脈拍100拍/分，呼吸数20回/分，SpO_2 95％（室内気），体温35.9℃でしたが，現在は血圧150/90 mmHg，脈拍120拍/分，呼吸数25回/分，SpO_2 96％（室内気），体温35.9℃でした。血圧も落ち着いているし，とりあえず大丈夫だろうと考え，おだん子ちゃんは部屋を後にしました。

 ちょっとあなた！

 キャッ！　エ，エリザベス先輩……！　びっくりした…。

 あなた，患者さんのお顔をご覧になって？

 え，何かまずいんですか？

 お顔の色，いつもと比べていかが？

 そういえば，全然違う……草色？

顔色

循環不全で血の気が引くと，肌の色は緑がかったどす黒い色（草色，土気色）になります。

例えですが，赤，青，黄色という三原色から赤を抜くと青と黄色が残ります。その2つが混じると緑になるようなイメージです。

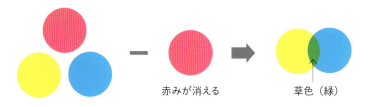

 そうね，要注意ですわ。この方，肝性脳症は大丈夫かしら？

そう言いながらエリザベス先輩は小嶋さんの手を取りました。手を反り返らせてもらい様子を見ています。

 すごい，手がピクピクッて！　あ，そうかアルコールで肝臓が……！

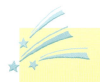

エリザベス先輩の
キラキラフィジカル❿

アステリキシス 1〜3)

①**患者さんの腕を前にして，肘をピーンと伸ばしてもらう。**

第4章 ショックの予兆を察知する

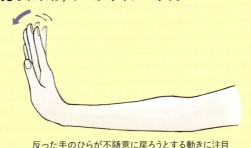

②さらに，指もピーンと伸ばしてもらい，手の甲を（背側に）ピーンと反り返らせて緊張させてもらう。
③この状態で反り返った手のひらの緊張を緩和するように「ピクッ，ピクッ」と，不随意に手のひら側に戻る動きが見られれば，アステリキシスあり。

反った手のひらが不随意に戻ろうとする動きに注目

　アステリキシスは日本語では羽ばたき振戦と言ったり陰性ミオクローヌスと言ったりします……が，そんなに"羽ばたいて"はいません。反り返らせた手が「ピクッ，ピクッ」と戻るような動きをすれば，アステリキシスがあると言えます。こうした動きを見せた場合，肝性脳症（最も有名），心不全，尿毒症，低カリウム血症，低マグネシウム血症，局所脳病変，吸収不良症候群，中毒（ブロマイド，塩化アンモニウム）などを疑います。ちなみに，本当に羽ばたくような振戦（wing beating）はウィルソン病という代謝性疾患で起こることがあると言われています。

 肝性脳症の疑いはありそうね。それと……。あら何，この冷や汗は？ それにボーっとなさって……。

　小嶋さんの手足は冷たく，また前胸部にジトっとしたような汗をかいています。さらに，先ほどから様子がおかしく，入院してきた

075

ときよりもボーっとしています。付き添いの友人から見ても，普段とは様子が随分違うとのことです。それから気になるのが，気分の悪さと胸苦しい様子です。しかし心電図をつけても，虚血を思わせるような ST-T 変化は現時点ではないようです。

ちょっとまずいかも。あなた，ドクターをお呼びになって。それからモニターと救急カートの準備を！

（え？　ドクターを呼ぶほどの問題はなさそうだけど……。でも，先輩が言うなら何かあるのかも!?）はい！

　おだん子ちゃんはドクターを呼びに行きましたが，今まさに救急外来に重症患者が来て，その対応のためすぐには来られないとのことでした。幸い，今夜の病棟はとても落ち着いており，ナースステーション近くの個室も空いています。エリザベス先輩はおだん子ちゃんに患者さんの部屋移動と，慎重なモニター観察を言い伝えました。
　30 分後，ドクターが病棟に上がってきました。今日の当直医は後期研修医です。だるそうにしている患者を診察し，外観やバイタルサインの異常がないことを確認すると，何かあったらまた呼んでほしいと言い残して階段を下りて行きました。そのとき……！　患者さんの様子が変です！　プルプル……と震えた直後，ゴボゴボッ！と黒い血の塊を吐き出しました!!
　おだん子ちゃんは，すぐにドクターを呼び戻しました。患者さんは一度凝血塊を嘔吐した後も，少しずつ赤黒い血を吐いています。その直後，酸素飽和度が下がり，挿管？　となりましたが，呼吸状態には問題がなさそうです。血圧が 100 mmHg 台まで下がり，脈拍は 130 拍/分ほどまで上がったため，急速輸液をしながら緊急上部消化管内視鏡の準備をし，そのまま ICU に移動となりました――。その後，内視鏡やその他の検査の結果，アルコール性肝硬変に伴う

胃静脈瘤からの出血と，それに伴う肝性脳症という診断になったそうです。

　胸苦しさには，胃から出血したものが血塊となって出血箇所をふさぎ，一度出血が落ちついたまま胃に血液が貯まっていたための症状であり，何かのタイミングで再出血が起こったために吐血した，ということで説明がつく，とのことでした。

　エリザベス先輩はなぜおだん子ちゃんに慎重に経過観察をするように伝えたのでしょうか。ポイントは，"草色の顔"，"冷や汗"，脳出血後には血圧が上がりがちなはずの患者さんの血圧が落ちてきていたこと，そして，脈拍が上昇してきていたことです。これらがショックの予兆だったのかもしれない，その察知が大切だとエリザベス先輩に諭され，おだん子ちゃんは勉強になったようです。

　ショックになる前，いわゆるプレショックになる患者さんの察知は目に見える数字で判断できることではないため，見るべきポイントを意識していないとなかなか難しいかもしれません。バイタルサインが明らかにおかしくてショックが起きれば，これまでに触れてきたようなショックの鑑別や対応を考慮して動くことができるのでシンプルに考えられるかもしれません。しかし，ショックの予兆を察知し，未然に防ぐことができればそのほうがずっと早く救命につながることが期待できるはずです。

おだん子のメモ
10月24日
- プレショックは目に見える数字では判断できない。
- 顔色，冷や汗，血圧や脈拍の変化など見るべきポイントを意識して予兆を察知！

参考文献
1) Kilburn KH: Neurologic Manifestations of Respiratory Failure. Arch Intern Med, 116(3): 409-415, 1965. [PMID：14325915]
2) Conn HO: Asterixis in non-hepatic disorders. Am J Med, 29: 647-661, 1960. [PMID：13695035]
3) Degos JD, et al.: Asterixis in focal brain lesions. Arch Neurol, 36(11): 705-707, 1979. [PMID：508129]

第11夜 家族からの「何かおかしい」

　D病院1階の救急外来。2年目ナースのおだん子ちゃんは，8階病棟から助っ人に来ました。夜10時，救急外来は今日も混んでいます。診察待ちの間，つらそうな患者はバックベッドで横になっています。おだん子ちゃんはその中の1人の患者が何となく気になり，アナムネを取りに行きました。

　患者は佐山さん（仮名），21歳男性。アメフト部員の大学生です。既往歴はなく，病院を受診したことも特にないそうです。同伴の母親によると，一昨日くらいから頭痛があったとのこと。今日には熱が出てきて，明らかに調子が悪かったため監督の指示で休みを取り，家で安静にしていたそうです。しかし夕方からは嘔気も伴い，話し掛けても的を射ない返事しかしない，などと様子がおかしく，両親に連れられて来院したという経緯でした。大会前の時期のため，患者は朝から晩までハードな練習をしていたそうです。チームメイトが風邪をひいていたので，それがうつったのではないかと思っているとのことでした。

佐山さん，気分はいかがですか？

う……（まぶしそうに薄目を開けながら）

夕方から，話し掛けてもこんな感じで意識がはっきりしないんです。光もまぶしいみたいで……

何だか様子がおかしいですね。顔も赤くて……お酒でも飲ん

でいますか?

 いえいえ! 調子が悪くてそれどころじゃありません。

バイタルを測ると,120/70 mmHg,脈拍127拍/分,呼吸数33回/分,SpO_2 97%(室内気),体温38.6℃でした。

 熱があって,ちょっと呼吸が速くて,脈も速い……感染症? あっ,qSOFA(第4夜)に当てはまる!

 ちょっとあなた! どうなさって?

 エリザベス先輩!(今日も一緒なんだ!)びっくりしました。

さて,エリザベス先輩登場です。おだん子ちゃんは,佐山さんの来院の経緯を話しました。

 ……というわけで,何か変らしいんです。

 そう。……お母さまから見て,普段と比べてどう変わっていらっしゃいますの?

 ええと,普段は冗談ばっかり言っているようなとても明るい子なので,グッタリしてることなんて全然なくて……。こんな様子は初めてです。

 熱があるからしょうがないのかなぁとも思うんですけど……。

 気になりますわね。どうしてかしら?

第4章 ショックの予兆を察知する

 普段と違う印象

普段と印象が違うという観察項目は，バイタルサインや検査値のように数字で表せるものではありません。漠然としていて具体的な説明が難しいですが，家族や親しい友人，恋人など，普段の本人を見知っている人々の直観から来る，その日の様子が明らかにおかしい，変だ，という言葉は正しいことが多いものです。「どのように普段と違うんですか？」と聞くと，何かはわからないと言う場合もありますし，「そうですね，例えば○○なんてことは普段はないのに……」と答えてくれる場合もあります。

エリザベス先輩は原因を探るため，部活で首のケガや痛みがないことを確認し，あおむけで横になっている患者さんの頭側に立ち，両手を患者さんのこめかみに添えて，患者さんの頭部を左右にゆっくり振りました。患者さんの首は特に問題なく動きます。続いて，両手を患者さんの後頭部に添え，うなずかせるようにゆっくりと頭を持ち上げました。すると，患者さんの首の動きに従うかのように，肩や上体も不自然に一緒に持ち上がるように動きました。

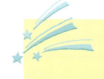

エリザベス先輩の
キラキラフィジカル⓫

「項部硬直」

①患者にあおむけになってもらい，首をリラックスさせる。
②患者の頭部をゆっくり横に振り，首の動きそのものは固くないことを確認する。

> ③頭部を持ち上げ，うなずかせるように首を縦に動かそうとするとうまく動かない，あるいは持ち上げようとすると頭部だけでなく肩や上体も不自然に一緒に持ち上がってしまう場合，項部硬直を考える。項部にその他の外科的な問題がない場合，髄膜炎やクモ膜下出血が疑われる。

　項部硬直は髄膜刺激症状の１つです。髄膜が伸展することで首が受動的な動きで"固く"なる所見が得られます。あおむけでリラックスした状態の患者さんの頭部を検者（医師や看護師など）が持ち上げようとすると，うまく首が上がらない，それでも上げようとすると，首は上がるものの，肩や上体も一緒についてくるかのように同時に持ちあがる状態を言います。整形外科的な問題以外では，髄膜炎とクモ膜下出血が重要です。

　首の固さをチェックする上で注意すべきなのは，首の横の動きです。高齢の患者さんの中には，拘縮や神経筋疾患の影響で，縦だけでなく横にも首が固い方がいらっしゃいます。この場合，「あれ，首が固い！　髄膜炎だ!!」とはなりません。単にもともと首が固いだけのことが多いです。そこで，もともと首が固そうな方の場合は，首の脱臼などがないことを確認して，まずはそっと首を横に振ってみて動きが固くないか確認します。その上で首を縦に動かして，縦にのみ固いかどうかを確認することで，項部硬直をチェックすることができます。

　この方，首が固いわ。まずいわね……。あなた，すぐにドクターをお呼びになって。　急性髄膜炎の疑いですわ！

第4章　ショックの予兆を察知する

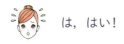　は，はい！

　ただごとではない雰囲気に驚きながらも，おだん子ちゃんは急いでドクターを呼びに行きました。その日の当直医は普段はのんびりした口調のドクターでしたが，髄膜炎，という言葉を聞いて声色が少し変わり，すぐ行く！　と駆けつけてくれました。エリザベス先輩に指示され，患者さんをストレッチャーに乗せて診察室に移した直後にドクターが到着。

　エリザベス先輩はすぐに抗菌薬（セフトリアキソン，バンコマイシン，アンピシリン），腰椎穿刺，血液培養の用意をしました。おだん子ちゃんは採血，血液培養をしながらルートを取ります。ドクターが手早く診察し，腰椎穿刺を行いつつ，髄液が取れたところで抗菌薬を投与し始めました。おだん子ちゃんの連絡から，処置終了までの所要時間は15分程度でした。抗菌薬の投与開始後，ドクターの手が空いたところで髄液のグラム染色をすると，多数のグラム陽性双球菌と白血球が認められました。患者さんは，肺炎球菌性髄膜炎の診断でそのまま入院となりました——。

　今回は，急性発熱と意識障害で来院した21歳男性の細菌性髄膜炎でした。
　発熱・意識障害・項部硬直は髄膜炎を疑う3大徴候です。なかでも細菌性髄膜炎は命にかかわる急性の感染症で，内科的な緊急疾患です。治療が少しでも遅くなれば，救命できたとしても重篤な中枢神経障害が残ってしまうこともあります。細菌性髄膜炎を疑う患者が救急で来院したら，可能な限り迅速に検査・治療介入をする必要があります。一度経験すれば実感するような，非常に急ぐ病気です。

この点も含め,おだん子ちゃんには勉強になったようです。
　発熱で来院される患者さんは多いですが,"何かおかしい"というぼんやりした症状が,緊急の容態の唯一のヒントになることがあります。サインを察知して,迅速に動けるようにすることが大事です。

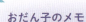

おだん子のメモ
11月28日
- 身近な人々が感じる"何かおかしい"が緊急の容態の唯一のヒントになることがある。
- 発熱・意識障害・項部硬直があれば髄膜炎を疑う!

第12夜 「だるい」は危険

　　D病院1階の救急外来。8階病棟勤務のおだん子ちゃんは今夜も応援にやってきました。日中の外来診察が押したようで，勤務開始の夕方から救急外来の待合室は人でごった返しています。患者さんのトリアージや事務員さんのサポート，ドクターの補助やらで，おだん子ちゃんもてんてこ舞いです。10人以上の患者さんが待っているので，「トリアージしてきます」と待合室に向かいました。

　　季節は冬，クリスマスが近づいてきました。最近は風邪の患者さんが多く，くしゃみをしている方もいます。3人目まで問診を終え，4人目の患者さんに話し掛けます。患者さんは志木さん（仮名），33歳。大柄でぽっちゃりとした男性です。少し鼻声で，鼻水をすすっています。既往歴は特になし。現在ご両親と3人暮らし。お母さんが心配そうな表情で付き添っていました。

　こんばんは。今日はどうされましたか？

　だるい……

　　今までの夜勤で出会った，「だるい」という訴えから冷や汗モノの展開に至った患者さんや，「『だるい』は危険！」と言うエリザベス先輩の言葉が脳裏をかすめました。少し話を聞いてみようとすると，患者さんはあまり話したくなさそうにモジモジしています。大きい体でモジモジする様子はちょっとコミカルで，おだん子ちゃん

はクスっと笑いそうになりました。しかし，患者さんがかなりだるそうなのは確かです。

患者さんはあまり話し（せ?）そうになかったので，付き添いのお母さんに声を掛け，少し離れたところで話を聞くことにしました。

患者さんは数日前の夕方，小雨が降っている中ランニングに出て，帰ってきてから少し寒気がすると言っていたそうです。実は，彼は最近失恋したらしく，自分の容姿が気になってダイエットをしようと思い立ったとのこと。まぁ私もダイエット中ですけどね，と言うお母さんも，横にやや大柄な方です。風邪をひかないよう，しっかり身体を拭くように言ってあったそうなのですが，翌日から鼻水，くしゃみが出て，喉もイガイガしてきたとのこと。脱水にならないように気を付けて，水分はしっかり取っていたものの，だるさはどんどん増してきたそうです。嘔気と軟便も伴ってきたため，週末になる前に受診しようと今日——金曜日の救急外来を訪れたとのことでした。

この人はさすがにただの風邪だろうと思いながらも，バイタルを測ります。血圧 110/74 mmHg，脈拍 110 拍/分，呼吸数 24 回/分，SpO_2 99％（室内気），体温 37.4℃でした。血圧は，最初はダブルハンド法（第2夜）でさっと測りましたが，低めなのが気になり，念のために血圧計で測り直してみました。やはりやや低いようです。

呼吸が速いのと，血圧が低いのが気になるなぁ……。

「だるい」は危険ですわよ!

わっ! 本物!?

第4章　ショックの予兆を察知する

ちょっとあなた，……何が本物ですって？

エリザベス先輩！（やっぱり今日も一緒……）びっくりしました……。

　おだん子ちゃんはエリザベス先輩に，志木さんの来院までの経緯と，バイタルの異常を伝えました。

呼吸が速くて，「バイタルの逆転」（第9夜）が起きかかっているのね？　この患者さんの診察を優先するのよ。ドクターは診察中でいらっしゃるから，先にベッドに移動よ。

はいっ！

だるさ，嘔気，バイタル。これはプレショックね。

プレショックの徴候は，「あれ，ショックだぜ」

あ：「あくび」⇒眠くないのに，というのが大事
れ：「れい（冷）汗，冷感」⇒特に前胸部
しょ：「しょう（消）化器症状」⇒嘔気，嘔吐，下痢など
く：「くさ（草）色の顔」⇒色の三原色を思い出す
だ：「だるい」⇒いつもと全然違う
ぜ：「ぜんぜん違う印象」⇒前日や家での様子と比較

　おだん子ちゃんとエリザベス先輩は2人で患者さんをベッドに移しました。エリザベス先輩はストレッチャーの角度を上げ下げしながら患者さんの首元を見ています。その後，わきの下に手を当てたり，皮膚の様子を見たりしています。

エリザベス先輩のキラキラフィジカル⓬
脱水の評価

以下の5つをチェック！
①頸静脈の虚脱
②血圧の低下
③意識障害
④腋窩・口腔粘膜の乾燥
⑤皮膚のツルゴール低下

　脱水は，血管内の脱水と血管外（組織）の脱水に分けて考えます。バイタルサインなどに代表される循環血漿量の減少で問題になるのは血管内のボリューム（容量）ですので，大事なのは血管内の脱水の評価です。

　患者さんに臥位になってもらい，頸静脈を心臓の位置より低くしても頸静脈が静脈血でそれほど充満しない，または虚脱していれば血管内脱水が起きています。血管内脱水時は脈拍の上昇，ひどいときには血圧の低下も起こります。血圧低下が起きると，脳に血が回らず，ボーっとするなどの意識の障害が出現することもあります。

　さらに血管外の脱水もある場合は，普段は湿潤している腋窩（わきの下）や口腔粘膜が乾燥したり，皮膚のツルゴール（緊張度）が低下したりしています。皮膚のツルゴールは，皮下脂肪が少なく体内の水分分布の評価がしやすい前腕や胸骨部の皮膚をつまみ上げ，その皮膚がすぐに戻るか観察します。緊張度が低下している場合，しわが戻るのに10秒以上かかります。

　ただし，血管内脱水がひどい場合は血管外脱水の所見もあります

第 4 章　ショックの予兆を察知する

が，必ずしも血管内脱水の存在を直接的に示すわけではありません。英語圏では血管内脱水を volume depletion，血管外脱水を dehydration と分けていることからも，両者は別物扱いされていることがわかります。

　プレショックの原因はどうやら血管内脱水ね。だるさは脱水によるものかしら？

　水分をちゃんと取って休んでいたのに脱水なんて，なんだか変です。

　この方，何を飲まれていたのかしら？

　へっ？

　お母さんに聞くと，水分を効率的に摂取するには体液の濃度に近い水分が良いと考え，スポーツ飲料を買い込んでいたとのことでした。どれくらい飲んでいたのかを聞くと，昨日とおとといは 1 日 6L（大きいペットボトル 3 本）ほど飲んでいたそうです。そのとき，ちょうどドクターがやって来ました。

　エリザベス先輩はやって来た若手ドクターに，「先生，きっと血糖ですわ」と一言。ドクターの指示の下，簡易血糖測定をすると，なんと「High（異常高値）」の結果が出ました！　急いで静脈路を確保，急速輸液，インスリン持続投与が始まりました。静脈採血の結果，血糖値は 892 mg/dL！　治療を開始しながら緊急入院となりました。

　後日話を聞くと，この患者さんは過去に予防接種の注射が非常に痛かった経験をして以来，ろくに病院に来たことがなく，そのため採血もしたことがなかったそうです。入院時採血の結果は HbA1c 13.2％でした。未治療の糖尿病があり，小雨の中走ったことでおそらく風邪をひき，糖分の多い清涼飲料水をたくさん飲んだために高

浸透圧性の高血糖状態になったと考えられました——。

　今回は高血糖緊急症でした。高血糖による血管内脱水は時に命にかかわります。糖尿病というだけで自律神経の反応が鈍くなること，またこのような曖昧な表現で目の前に現れることに注意しましょう。最初の気付きはだるさと血管内脱水の所見，プラス病歴がわかれば，ナースサイドである程度診断が絞り込めます。基本的な情報があるだけでも患者さんへの介入が早くなり，結果ドクターの動きを助けることにもなります。
　今回の事例に直面して，フィジカルはやっぱり強力なツールになる！　とおだん子ちゃんはあらためて確信したようです。

おだん子のメモ
12月9日
- 「あれ，ショックだぜ」が大事！
- 血管内脱水のフィジカルをマスターする！

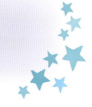

第13夜 基礎疾患が隠すもの

　D病院8階の混合病棟，2年目ナースのおだん子ちゃんは今日も夜勤です。年末年始連休の2日目。忙しかった昨夜と異なり，今夜は比較的落ち着いたスタートになりました。引き継ぎが終わり，日勤帯に入院した患者さんへのあいさつがてら，ちょっとお顔を見に行くことにしました。

　患者は鈴木さん（仮名），65歳女性。主訴は腹痛です。症状は連休初日の晩から生じ，その夜に救急外来を受診しました。その後一時帰宅しましたが，翌朝になってもおなかが張ってもたれる感じがあったそうです。微熱もあるため再診を受けたところ，様子を見るために入院となりました。採血の結果，炎症反応が上がっていたとのことです。

こんばんは，体調はいかがですか？

鈴木さん
ええ，まぁ……。大丈夫です。

　それなら良かったと，安心してベッドサイドを後にしようとしたおだん子ちゃん。ふと，鈴木さんの呼吸が速いような気がして振り返りました。瞬間呼吸数（第1夜）では20回/分を超えています。鈴木さんの手を取ると，じっとりと冷や汗をかいています。体を触ると，熱いようです。

鈴本さん，本当に大丈夫ですか？

 おなかは痛いですが，我慢できないほどでは……。

　顔の血色もやや悪いように見えたのですが，患者さんは普通そうにしています。瞬間脈拍（第3夜）で脈を測ると拍動はやや弱いものの約100拍/分で，整脈でした。ダブルハンド法（第2夜）で血圧を測ろうとすると，上腕動脈を軽く押しただけでも容易に血圧が下がってしまいます。おだん子ちゃんは驚いてバイタルを測ると，血圧110/70 mmHg，脈拍99拍/分，呼吸数24回/分，SpO_2 99％（室内気），体温は38.2℃でした。

 え，もしかしてプレショック!?　ええと，どうしよう……！

　呼吸が速いことに気付いたのは良いものの，予想外の展開に頭が真っ白です。

 あらあなた，どうなさって？

 あっ！　先輩……！　この患者さん，プレショックみたいなんです！　でもバイタルの割にご本人の訴えは軽くて。腹痛と微熱で入院された方なんですが……。

　いつのもごとく登場したエリザベス先輩。おだん子ちゃんの言葉を聞いて，ナースステーションにあったカルテを見ています。たまたまナースステーションが部屋のそばで幸いしました。

第4章　ショックの予兆を察知する

 あら？　基礎疾患がございますの？　……糖尿病ですわね。

　エリザベス先輩は，患者さんの基礎疾患を見て何かに気付いたようです。

 症状を隠すもの「糖尿にジロ目」（糖尿をジロッと見る!）

　　　　　糖尿：糖尿病，それに伴う自律神経障害・免疫異常
　　　　　に：にん（認）知症
　　　　　ジ：ジ（自）律神経障害
　　　　　ロ：ロウ（老）人（高齢者）
　　　　　目：ステロイドや免疫抑制薬によるめん（免）疫抑制

　このような背景がある患者さんは，症状があっても自覚できないこともよくあります。そうした点に気を付けてアセスメントすべき患者さんと言えます。

 この方は腹痛？　おなかはもうご覧になってますの？

 あ，まだでしたっ（汗）！

　先輩は横になっている患者さんに声をかけ，おなかをはだけて，軽く触っています。一体何がわかるのでしょうか。

 これは……！　腹膜刺激があるわ。

093

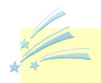

エリザベス先輩のキラキラフィジカル⓭

腹膜刺激症状

「忍びつつ，じっと咳して　ちょんちょん，おなか」
（リズムで覚える）
忍び：**忍び歩き**
つつ：**つま先立ち**をした後に，かかとをドン！と落とす
じっと：**じっとしている**
咳して：**咳払い**してもらう
ちょんちょん：**ちょんちょん**と腹壁を軽くたたく
おなか：**お**（押）しては**な**（離）す（反跳痛）

　腹膜刺激症状とは何でしょうか？　腹膜は腹腔を内張りする膜です．壁側の腹膜に炎症が波及すると，わずかな刺激でも痛みを伴うことがあります．

　腹膜刺激症状が出ると，歩く振動さえもおなかに響いてつらい，と患者さんはよく訴えます．例えば腹痛を訴える患者さんが，外来診察室に入るときなどにそろり足，「忍び歩き」だったら腹膜刺激症状を疑います．「じっとしている」のも，痛みのために体の振動を避けたい患者さんの防御反応と言えます．

　腹膜刺激症状であることを確認するためには，つま先立ちになってかかとを上げてから下ろしてもらったり，咳払いをしてもらったりして腹膜刺激の誘発を試みることもできます．「ちょんちょんと腹壁を軽くたたく」は，腹壁に直接刺激を与える方法です．片手の人さし指〜小指の4本を使って，ごく優しく手首のスナップを軽くきかせて腹壁をたたきます．たたくといっても"とんとん"ではな

く，弱〜い"ちょんちょん"です．指でたたいた後，腹壁から指を離さずに"接地"させておくとわずかに痛みの刺激が下がります．もしそれで大丈夫なら，少し強めに"とんとん"としてもよいかもしれません．

　さらに「押して離す」です．親指以外の 4 本の指をそろえて，腹膜をゆっくり深めに押した後，一瞬でパッと離します．指を離したときに，押されているときよりも強い，鋭い痛みが生じるのが反跳痛です．もう片方の手は腹壁に触れ受動的な腹壁の緊張を見ます．患者さんにとっては強い痛みを生じる手技なので，あまり気分の良いものではありません．そのため，押し方も最初は浅く，その後大丈夫そうなら少し深めに押してみるなどの工夫がよいと思います．また，一度陽性と判断したら，繰り返しの再現は不要です．

　このように，腹膜刺激症状の痛みの引き出し方はさまざまです．フィジカルは侵襲の少ないものから侵襲の比較的大きいものの順（語呂合わせの順）で行いましょう．

 軽く触っただけで腹壁が緊張しましたわ．すぐドクターをお呼びになって！

 はいっ！

　ドクターの診察でも腹膜刺激症状が確認されました．さらに，CT 検査により胆嚢内外に気腫を伴う胆嚢の腫大と壁肥厚が見られました．すぐに外科にコール，緊急手術となりました——．

　今回は急性胆嚢炎（気腫性）プラス胆嚢穿孔でした．気腫性胆嚢炎は胆嚢炎の重症版で，ガス産生菌が胆嚢炎を起こします．緊急手

術が必要な病気の1つです。しかし，今回の症例で大切なのは病名がわかることではありません。危険なサインをいかに察知できるかです。腹痛を訴える患者さんがいた際におなかをチェックして，緊急性の高い腹膜刺激症状の有無を確認できるか。ナースのフィジカルアセスメントでそこまで見つけられれば，迅速な処置につながります。

　医療行為は"Do no harm（害を与えない）"が基本です。医療者が何も触らなくても，観察だけでわかるのであれば，それが一番患者さんに負担をかけません。そして，観察だけでわかることがあれば，そのアセスメントが一番素早く次のアクションにつながるので，最も効果的なケアが実現できるでしょう。これは"プレショックの察知"や"外来でのトリアージ"でも同じことです。明らかに腹膜刺激症状があるとわかったらそれ以降の侵襲的なアセスメントは行わず，すぐに主治医か外科医を呼んで対応してもらいましょう。

　もう一つ重要なのは，患者さんの基礎疾患への着目です。この方はコントロールがあまり良くない糖尿病（HbA1c 9.5％）で，自律神経の障害のため症状がマスクされてしまう可能性がありました。それと同時に，糖尿病による免疫不全で感染症に対するガードが弱くなっており，合併症も生じやすくなっていました。このような背景を意識すると，基本的な情報だけでも，患者さんへの介入が的確で早くなります。結果，ドクターの動きを助けることにもなるでしょう。

おだん子のメモ

1月23日
- 症状を隠す「糖尿にジロ目」を見たら，患者さんの微細な変化に要注意！
- 腹痛は腹膜刺激症状をチェック！　患者さんに負担の少ないものから行うこと！

第 **5** 章
急変にあわてない！
フィジカルの極意

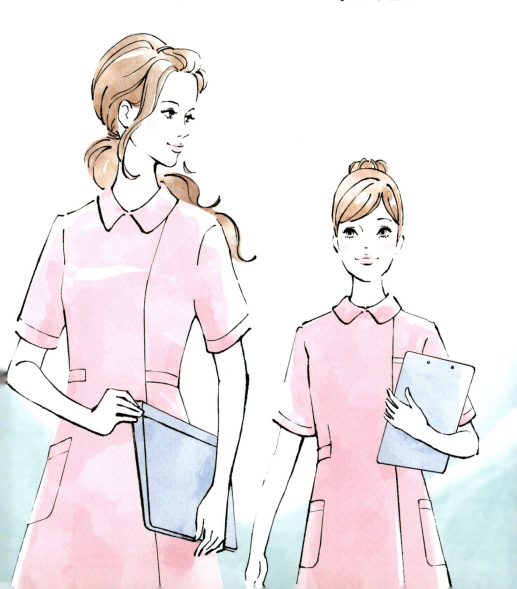

第14夜 息を吐けない病気

　D病院8階の混合病棟，時刻は夜7時。今日は日中から入院が立て続けにあり，さらに夕方に1人急変もあって忙しく，夜勤開始時の患者さんへのあいさつにも行けませんでした。ようやく下膳が終わり，受け持ちの病室を回っています。最後は個室隔離のインフルエンザ患者さんです。

　瀬戸内さん（仮名），73歳男性。既往歴はCOPD（慢性閉塞性肺疾患），糖尿病，高血圧で，ADLは杖歩行。高熱があり，妻が入院中で自宅に帰ると自力では生活できないため，4日前から入院しています。入院後，熱は治まり，自力での食事が可能な程度に体力も回復，全体的には上向きの状態でした。しかし昨日夕方から痰が多くなり，今日の日中は頻回な吸引が必要だったそうです。また，痰が多いためかSpO_2が下がり，85％前後になっていました。意識清明ではあるものの，念のために午後から一時的にO_2流量4L/分で簡易酸素マスク（シンプルマスク）を当て様子を見ている，と申し送りを受けています。

　　　（トントン）失礼します。えーと，瀬戸内さん……あっ！

　部屋に入るや否や，モニターのアラームが鳴り始めました！ SpO_2は60％です！ すぐにベッドに近寄ると，明らかに様子がおかしいです。

第 5 章 急変にあわてない！ フィジカルの極意

 ウーっ，ウーっ

 これは，前に見た……！

　患者さんは顔を赤くして，胸を苦しそうに上下させ，首の筋肉（胸鎖乳突筋や斜角筋）まで使用してつらそうに息をしています。

 気道が詰まってる!?

　おだん子ちゃんナイスです！　とりあえず患者さんの体をゆすったり，胸壁をタッピングしてみましたが，変わりません。そういえば口の中を確認していない！　と気付き，見てみるとびっくり。痰と思われる粘性の液体があふれています。

 吸引！　どころじゃない！

　さっと手袋をした後，痰と唾液が混ざったものを口の中からかき出してから急いで吸引すると，太い吸引管に粘性の強い黄色い痰がずるっと引き込まれました！　その直後，SpO_2 が 77％ にまで回復しました。

 よかった！

　しかし，閉塞は解除されたものの，口から漏れる「ゴボゴボ，ドゥルドゥル」という湿った低い音と，聴診で呼気の最後に強くな

る「グーッ，ギューッ」という高く小さい音は続いています。

　さらに吸痰を行おうとしましたが，粘性が強く，なかなか痰が引けません。吸引チューブ洗浄や体位ドレナージをしながら繰り返し試みてもダメです。

　肺からは吸気時・呼気時共にブツブツという粗大な水泡音が聞こえ，その音の振動が胸壁を伝わってきます。モニターを見ると，血圧 150/71 mmHg，脈拍 92 拍/分，体温 37.3 ℃，呼吸数 27 回/分，SpO_2 77％（O_2 流量 4L/分）です。呼び掛けへの反応もありません。

 どうしよう……!!

 ちょっとあなた？

 うわっ，エリザベス先輩！

　マスクをした先輩はモニターをちらりと見ました。緊張した目付きです。マスクをしているせいもあって，目ヂカラが半端ではありません。鋭い眼光にドキドキしながらも，おだん子ちゃんは患者さんの状況を説明しようとしました。

 えっと，痰が多い患者さんで，最初は痰で気道が詰まっていました。とりあえず吸痰したんですけど，SpO_2 が上がらないんです。意識も不清明で……。

 COPD の既往がございますのね。何時間くらい O_2 投与してますの？

　先輩は質問をしながら，患者さんの手や脈に触っています。

第5章　急変にあわてない！　フィジカルの極意

> エリザベス先輩の
> **キラキラフィジカル⓮**
> **CO_2 の体内貯留サイン**
>
> ① 手のひらが温かい
> ② 脈が強く触れる
> ③ 陰性ミオクローヌスがある
> ④ 意識障害あり
>
> 下にいくほど
> 高CO_2!

　どれも CO_2 が体内に貯留することで起こる体のサインです。下に行くほど血中 CO_2 濃度（$PaCO_2$）が高い，重症な状態です。

　$PaCO_2$ が高くなると，CO_2 の血管拡張作用で末梢血管が開きます。末梢血管が開くと，手のひらが温かくなります。さらに血管が開くと，脈（腕なら橈骨動脈や上腕動脈）をいつもよりはっきり感知できるようになります。$PaCO_2$ が一層高くなると，中枢神経障害が生じ，肢位を保持している筋収縮が突然途切れることによる瞬間的な不随意運動（陰性ミオクローヌス・第10夜）や，さらに高くなれば意識障害などの症状が出ます。

　今すぐドクターコールよ。血ガスキット（血液ガス測定用採血キット）と救急カートもお持ちになって。

　は，はいっ！
　（コール）「もしもし！　当直中すみません。8階混合病棟の看護師，おだん子です。緊急で診てほしい患者さんがいます。COPD 既往の男性で，インフルエンザ感染により4日前から入院されています。インフルエンザ治療は順調でしたが，昨日から痰が多くなりました。先ほど痰による気道閉塞で SpO_2

が一時的に60%まで低下。気道閉塞は解除しましたが、痰の粘性が高く吸痰しきれません。現在，SpO_2 77%です。人工呼吸管理が必要そうなため，8XXX号室に来てください」

駆けつけたドクターが診察する横で，エリザベス先輩が補足します。

日中からずっと酸素投与をしていたそうよ。意識障害の悪化あり。おそらくCO_2ナルコーシスですわ。

血ガスキットでドクターが採血したところ，高二酸化炭素血症が確認されました。入院時に了承が取れていたため，その場で挿管。人工呼吸管理で痰のドレナージが行われました——。

 COPDは息を吐けない病気

COPDによる肺気腫は，慢性の閉塞性肺疾患のひとつの型です。以下の原因により，息を吐きにくい，つまりCO_2が慢性的に貯まりやすい状態と言えます。

- 肺胞壁が破壊され，末梢気道が終末細気管支よりも拡大
- 肺が弾性を失い，収縮しなくなる

慢性的に$PaCO_2$が高いと，CO_2による換気ドライブが弱まります。この状態で酸素投与が長時間行われると呼吸が抑制され，CO_2の貯留が引き起こされます。$PaCO_2$がさらに高まることで，CO_2の血管拡張作用による脳浮腫，意識障害といったCO_2ナルコーシスが引き起こされます。

第 5 章　急変にあわてない！　フィジカルの極意

　一段落してナースステーションに戻った 2 人は，患者さんに何が起こったかを振り返りました。

COPD の増悪で痰が出やすかった上に，点滴が続いてインバランスになって痰が増えたことが気道閉塞の原因ね。

もともと"息（CO_2）を吐きにくい"病態があったから，気道閉塞を解除しても SpO_2 が上がらなかったんですね。痰を取りきれなくて気道は狭い状態だった上に，長時間の O_2 投与で呼吸抑制が起きてしまった。そのせいで CO_2 が貯まりすぎてしまったんですね。

　今回の患者さんは，痰が詰まった時点ですでに A（Airway）がダメになっていました。なので，まずはその解除（吸痰）が重要です。それが解除されたら，次に観察するのは B（Breathing）です。呼吸補助筋の使用や呼吸数（第 8 夜）から，B がイケていないとわかります。B がおかしい場合，原因は O_2（酸素化）か CO_2（換気）のどちらかと考えるアプローチは役立ちます。そこでエリザベス先輩は，まずフィジカルで CO_2 の上がり具合を推定し，血ガスキットと挿管の準備を指示したわけです。

　今回は A，B の復習に加え，B を掘り下げ，呼吸（換気）不全による CO2 貯留を判断するフィジカルも学びました。ちょっと難易度が高かったかもしれません。けれど，知っていれば一生使える技術です。きっと役に立ちますよ！

おだん子のメモ
2月27日
- B（Breathing）異常の原因は，O_2（酸素化）か CO_2（換気）のどちらかでまず考える
- 高二酸化炭素血症状態を把握するフィジカルを覚える！

第15夜 真実は末梢に宿る

　D病院8階の混合病棟。時刻は22時——。2年目ナースのおだん子ちゃんは今日も夜勤です。夕食の下膳が終わったころに救急入院があったりと，今夜はバタバタしていました。ようやくひと段落ついたので，気になっていた患者さんの部屋に寄ってみます。

　副田さん（仮名）71歳男性。今日の日中に，心不全の治療のために入院した方です。1週間ほど前から熱があり，ぐったりして入院したという引き継ぎ報告を受けています。夜勤開始時にごあいさつに行ったきり，訪室できていませんでした。

　　　（トントン）失礼します。副田さん……あれ？

　16時ごろには意識状態に問題はありませんでしたが，今見るとしんどそうにボーっとしています。パッと見て気になったのは，呼吸数が上がっていることです。6時間前の記録と比べると，24回/分→30回/分。持っていた酸素飽和度測定計で測ると，SpO₂も低下しています（93％→90％）。サッと測った脈拍も120拍/分を優に超えていました（100拍/分→130拍/分）。

　　　状態が悪くなってる！

　呼吸が苦しそうなので，前回（第14夜）のように痰が詰まってい

るのではないかと胸壁に手を当ててみましたが，痰による振動は感じられません。しかし聴診をすると，両側の肺で，吸気では水っぽいブツブツという音，呼気ではヒューという高めの音がします。

　速い呼吸と肺の雑音で，心音ははっきり聞こえません。ベッドの頭部を45度挙上して寝ている患者さんの首を見ると，左の頸静脈が6時間前よりもはっきり怒張しています。

　原因は何？　治療が足りない？　心電図，利尿薬，陽圧換気……。

　エリザベス先輩と一緒に急性心不全の患者さんに対応した第6夜のことがフラッシュバックします。急変基本のBへの対応として第8夜を思い出し，とりあえず酸素投与量を増やそうとしたとき……。

　ちょっとあなた。

　うわっ，エリザベス先輩！

　どうなさって？

　えっと，副田さんの心不全が悪くなっているみたいなんです。

　なんですって？

　先輩は患者さんの手を取り，ダブルハンド法（第2夜）などもサッと使いながらバイタルをその場で確認しています。

第5章　急変にあわてない！　フィジカルの極意

　脈圧が随分高くなっているわね……

　へっ？

　6時間前の記録では，脈が100拍/分で血圧が130/80 mmHgなのに，今は脈が130拍/分で血圧が120/40 mmHgしかないわ．

　たしかに，収縮期と拡張期の血圧の差（脈圧）が80 mmHgもある！

 バイタルはトレンド（前後の変化）を見る

バイタルサインはそのときの値も重要ですが，心電図やX線写真などと同じく，以前との比較が重要です．

　無意識かもしれませんが，おだん子ちゃんも6時間前のバイタルと現在のバイタルを比較しています．パッと見ただけでもわかる顔色や雰囲気の変化も大事ですが，急に状態が悪くなっているときには，具体的にどう悪くなっているのかを鋭敏に示す具体的なサインの把握も重要です．そしてそれは，バイタルサインの変化にも表れます．

　脈圧は普通，大きくても40 mmHg程度です．しかし，大動脈弁の器質的な問題や，貧血・脱水・発熱などの機能的な問題によって上昇することがあります．脈拍の上昇も合わせると，上記のような理由による循環動態の変化が考えられます．さらに，脈拍や血圧は運動などにより急速に変化することもありますが，脈圧は通常であれば急激に変化することはありません．6時間前と比べてこれだけの変化があるということは，脈圧が上がる何らかの器質的または機能的な変化がある状態と言えます．

熱もありますわね。あなた，この所見をご覧になって？

　エリザベス先輩がライトで照らした患者さんの爪には，ポツポツと赤黒色の点があります。

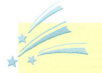

エリザベス先輩の
キラキラフィジカル⓯
「真実は末梢に宿る」

熱の原因が不明の患者さんでは，次の4つをチェック！
① 爪の点状出血
② 手足先の出血斑（有痛・無痛）
③ 眼瞼の点状出血
④ 口腔内粘膜点状出血

　これらの所見はすべて，末梢塞栓のサインです。代表的なものでは，細菌性心内膜炎が生じた際に，菌，免疫複合体によって血管が詰まったことで血管壁が炎症を起こし，微細な出血を招いた場合にこのような所見が見られます。細かい血管が塞栓するので，爪，手指の先，足の先，眼瞼，口腔内などの末梢で所見を観察できます。いずれも目が届きにくい場所ですが，日ごろから気を配って観察する習慣を身につけておくと，自然にできるようになります。ぜひ習慣づけてみてくださいね。

　これは急ぎですわね。心内膜炎による弁破壊があって，急性心不全になっているのかもしれませんわ。

第5章　急変にあわてない！　フィジカルの極意

　駆けつけたドクターがエコーを当てると，先輩の言う通り，大動脈弁にひどい逆流と，その中にひらひらと付着した疣贅(ゆうぜい)が見られました。弁破壊を伴う急性の心内膜炎として，心臓血管外科のある病院にすぐに搬送となりました。

　転送が終わり，一息ついた……とそのとき！　6階病棟から，心肺停止への応援依頼のコールです！

　　　行きますわよ。

　　　は，はいっ。

　珍しく髪を後ろに束ねながら走るエリザベス先輩を横目に見たとき，おだん子ちゃんは先輩の首元の小さな傷に気づきました。

　　　あれ，あの傷……

　急変対応がひと段落つき，2人は8階病棟に戻ってきました。

　　　さっきはありがとうございました……。

　　　あら，どうしたの。神妙な顔つきで。

先輩，あの，その首の傷って……。まさか……。

 ……気づきましたの？

 お，……お姉ちゃんっ！

　おだん子ちゃんが6歳のときのことです。事故に遭いそうになった彼女をかばって，姉が首に傷を負ったのでした。事故から1年後，2人は家庭の事情で生き別れになりました。15年経ち，運命のいたずらか，おだん子ちゃんはエリザベスと同じ病院に就職しました。おだん子ちゃんを一目見て妹だと気づいたエリザベスは，妹を心配し，師長に頼んで夜勤シフトをいつも同じに組んでもらっていたのです。最初は頼りなかった妹ですが，一緒に仕事をするたびに少しずつ成長していく姿を見て，エリザベスはうれしかったようです。

　おだん子ちゃんには最初戸惑いがありましたが，こうして2人は姉妹としての再会を果たし，一緒に仕事をしていく大切な仲間になりました——。

　今回は，バイタルサインの推移が，急変の緊急性だけでなく原因まで教えてくれることを示す良い例でした。
　感染性心内膜炎には，発症から24時間以内に命の危険にさらされるような非常に進行が速いものから，数週間以上かけて比較的ゆっくり進行するものまであります。菌が弁に付着し，菌の塊である疣贅をつくり，それが弁破壊を引き起こした場合には，急性心不全になり，緊急手術が必要になります。そうした急速な進行例では急ぎの対応が求められます。本症例では，大動脈弁の破壊により急

性大動脈弁閉鎖不全が起こりました。それが脈圧の増大として観察されたのです。

　熱がある心不全には，2通り考えられます。1つは，何らかの熱が原因で代謝が上がり，心臓が頑張り過ぎたことで起こる（高拍出性による）心不全です。今回はもう1つの，心臓の異常そのものが原因で熱が出ている例でした。末梢に表れる塞栓症状から，心内膜炎のサインを見つけたのです。診断をつけること自体はナースの仕事ではないですが，末梢の皮膚所見に気づく観察力はとても大事です。大切な学びのポイントかもしれません。

おだん子のメモ

3月27日
- バイタルは「変化」を見る！
- 末梢にもヒントがある！
- これからもお姉ちゃんと一緒に頑張るぞ！

さくいん

欧文・数字

3秒フィジカル
　　──, A（Airway）……53
　　──, B（Breathing）……60
　　──, C（Circulation）……67
6-killer chest pain（危険な胸痛の6疾患）
　　……18
CO_2 ナルコーシス……102
CO_2 の体内貯留サイン……101
COPD（慢性閉塞性肺疾患）……57, 98
dehydration（血管外脱水）……89
Do no harm（害を与えない）……96
dry crackle（捻髪音）……40
qSOFA（quick SOFA）スコア……34
rhonchi（いびき音）……40
Stridor（ストライダー）……53
System 1（経験に基づく直観的思考）
　　……37
volume depletion（血管内脱水）……89
wet crackle（水泡音）……39
wheeze（笛音）……40
wing beating（振戦）……75

和文

あ行

アステリキシス……74
温かいショック, 末梢……33
「あれ, ショックだぜ」, プレショック……87
意識障害……65
いびき音（rhonchi）……40
陰性ミオクローヌス　⇒アステリキシス
ウィーズ（高調性連続性副雑音）, 肺音
　　……38

か行

害を与えない（Do no harm）……96
顔色……74
患者さんの背景情報, 既往歴……10
肝性脳症……75
感染性心内膜炎……110
危険な胸痛の6疾患（6-killer chest pain）
　　……18
危険な徐脈……27
気道確保……55
急性上気道閉塞……55
急性胆嚢炎……95
急性の倦怠感……24
急性肺塞栓……15
急変対応のABC……25
胸痛を引き起こす疾患……18
起立性変化……66
緊急脱気……61
緊張性気胸……60
「ぐったり真っ青冷や汗ハアハア脈なし」,
　　ショック……38
クラックル（断続性副雑音）, 肺音……38
経験に基づく直観的思考（System 1）
　　……37
頸動脈怒張, ショックの鑑別……45
血液の分布異常……31
血液分布異常性ショック……33, 45
血管外脱水（dehydration）……89

さくいん

血管内脱水（volume depletion）……89
血管リスク，急な胸痛……21
高カリウム血症……27
高血糖緊急症……90
高調性連続性副雑音（ウィーズ），肺音
　　……38
高二酸化炭素血症……102
項部硬直……81
呼吸困難……16
呼吸数の基準値……14
呼吸不全による CO_2 貯留……103

さ行

細菌性髄膜炎……83
酸素飽和度……36
失神……65
循環血液量減少性ショック……33, 45
瞬間呼吸数チェック……13
瞬間脈拍……26
上気道閉塞
　　――，発熱あり……54
　　――，発熱なし……54
症状を隠す「糖尿にジロ目」……93
ショック……32
　　――指数……68
　　――の5徴候（5P）……37
心血管疾患のリスク因子……24
心原性ショック……33, 41, 45
振戦（wing beating）……75
心タンポナーデ……47
深部静脈血栓のリスク，がんの既往
　　……11
水泡音（wet crackle）……39
髄膜炎を疑う3大徴候……83
髄膜刺激症状……82

ストライダー（Stridor）……53
臓器に特異的な症状……13

た行

大動脈解離……21
脱水……88
ダブルハンド法，血圧……19
断続性副雑音（クラックル），肺音
　　……38
直腸診，消化管出血……68
治療とその経過……11
冷たいショック，末梢……33
低酸素血症……31
笛音（wheeze）……40

な行

生あくび……25
入院理由……11
捻髪音（dry crackle）……40

は行

肺音，ショックの鑑別……45
敗血症……32
肺塞栓症……11
バイタルサイン……16
　　――，血圧……22
　　――，呼吸数……16
　　――，脈拍……28
　　――の変化（トレンド）……107
バイタルの逆転……66, 87
発熱，原因を探す……34
羽ばたき振戦　⇒アステリキシス
頻呼吸……30
フィジカルアセスメント……12
腹膜刺激症状……94

普段と違う印象……81
プレショック……77
　　──の徴候……87
閉塞性ショック……33, 45, 60

ま行

末梢塞栓のサイン……108
末梢の温かさ，ショックの鑑別……45
慢性腎不全……24
慢性閉塞性肺疾患（COPD）……57, 98
身の置き所のないだるさや倦怠感……47

ら行

離床当日の呼吸困難……11